ストール先生からの挑戦状！

精神薬理学 Q&A

Stahl's Self-Assessment
Examination in Psychiatry:
Multiple Choice Questions
for Clinicians

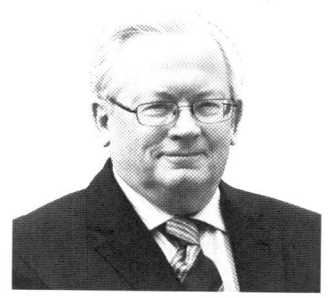

訳 **仙波純一**
さいたま市立病院 精神科部長

著 **Stephen M. Stahl**
Adjunct Professor of Psychiatry at the University of
California at San Diego, San Diego, California, USA, and
Honorary Visiting Senior Fellow in Psychiatry at the
University of Cambridge, Cambridge, UK

メディカル・サイエンス・インターナショナル

恩師，同僚，そして偉大な科学者であったDaniel X. Freedman先生を記念して
一番の親友であり，たゆみなき支援者である妻Cindyへ
筆者のこだわりに辛抱と理解を示したわが娘たち，JenniferとVictoriaへ

Authorized translation of the original English edition,
"Stahl's Self-Assessment Examination in Psychiatry:
Multiple Choice Questions for Clinicians",
First Edition
by Stephen M. Stahl

Copyright ©2012 by Neuroscience Education Institute

This translation is published by arrangement with Cambridge University Press,
The Edinburgh Building, Cambridge CB2 8RU, UK

©First Japanese Edition 2014 by Medical Sciences International, Ltd., Tokyo

Printed and Bound in Japan

訳者序文

『精神薬理学エセンシャルズ』の原著者であるストールはますます元気である。すでに『精神薬理学エセンシャルズ』の改訂第4版を出版し，これ以外にも『精神科治療薬処方ガイド』の改訂を重ね，我が国では未翻訳の症例検討集なども出版している。今回翻訳したのは精神薬理学に興味をもつ医師や研究者向けに作成された問題集である。本書は，これから精神薬理学を学ぼうとしている人たち，およびすでにある程度の知識をもっているが，知識の深さや広さについては限界を感じている人たちを対象にしている。確かにストールのいうように，問題を解きながら知識を深めていくというのは勉強する上でよい方法である。特に，この本は右ページにマルチプルチョイスの問題があり，それをめくると次ページに解答と解説が書かれているというスタイルなので，自習するには大変便利である。読者の皆さんには，ストールが提示した問題に挑んで，腕試しをされることをお勧めしたい。前半の基礎的な神経科学の問題は，臨床家にはやや難しいかもしれないが，その後は症例を呈示した臨床的な問題が続くので，より興味深く取り組むことができるはずである。米国での精神科臨床を垣間みることもできる。治療薬の選択などについては，米国の医師であっても我々と同様にいろいろ悩んでいることがわかる。

　問題集という，ある意味で割り切った本であるために，次のことに注意してもらいたい。まず，選択肢や解答の解説は教科書的あるいは理論的なものであるということである。また，使用できる薬物あるいは治療スタイルなどは米国のものであり，そのままでは我が国に適用できないことである。実際の治療場面では理論や仮説の上に臨床的な判断が求められるのである。ここで示されているのは，その基盤となる知識であることに留意されたい。

　この問題集では各選択肢の正答率が書かれている。これをみて，読者は自分の正答率にがっかりされるかもしれない。実際のところ，訳者本人も訳しながらではあるが，これほどの正答率でなかったことを白状しなければならない。ここでの正答率は，ストールが自分で主催した講習会に参加した医師たちからのデータをもとにしたものである。したがって，まだ精神薬理学や神経科学の知識をもっていない読者にとっては，歯が立ちにくいのは当然である。そもそも『精神薬理学エセンシャルズ』などで学んでいることが前提となっているので，正答率が低くてもがっかりする

必要はない．本書をいったん読み切って復習する際にこれと同じくらいの正答率であればよいのである．

　本書が精神薬理学を学ぶうえで少しでも役に立つことを期待したい．訳出するにあたり誤解を招きそうなところは注記をくわえたが，なお米国と我が国の医療システムの違いから理解しづらいところがあるかもしれないことを，ご了解いただきたい．なお，訳出にあたってメディカル・サイエンス・インターナショナル社の宗像さんには大変お世話になった．ここに感謝いたします．

2013年12月

仙波 純一

原著序文

『精神薬理学エセンシャルズ(Essential Psychopharmacology)』シリーズに，もう1つ新しいアイデアである問題集が加わることになった。多くの読者がご存じのように，『精神薬理学エセンシャルズ』（現在原著第4版）は，**向精神薬がどのように働くかについての教科書**として1996年に発刊され，その後2005年に**向精神薬をどのように処方するかについての教科書**として，その姉妹編となる『精神科治療薬処方薬ガイド(Prescriber's Guide)』（現在原著第4版）へと発展している。2008年には，精神薬理学の専門的トピックを網羅する"Illustrated"シリーズなどの増補に加え，上記2冊を含むシリーズ本のいくつかがオンラインで使用できるウェブサイト(stahlonline.org)を立ち上げた。2011年には，"Case Studies: Stahl's Essential Psychopharmacology"と名付けた症例集が加わった。これはこれまでの本で示してきた**概念をどのように実際の臨床現場に応用するか**を示したものである。今回は，『ストール先生からの挑戦状！ 精神薬理学Q＆A(Stahl's Self-Assessment Examination in Psychiatry: Multiple Choice Questions for Clinicians)』という総括的な問題集を出版する。本書は，これまでの精神保健や精神薬理学の書籍や製品一式に統合されるように，以下のような意図のもと企画された。

なぜ問題集か？

昔からテスト問題は学力を測るために使われている。新たに出版されることになったこの問題集も，こうした昔ながらの方法で教師にも学生にも使っていただけるであろうことを確信している。特に一連の『精神薬理学エセンシャルズ』という教科書と一緒に使っていただくと効果的だろう。教師であれば，本書で取りあげているトピックについて講義した後，学生の学力を測る最終試験の一環として，これらの問題と解答を利用したいと思うであろう。また正式の課程をとっていない読者も，『精神薬理学エセンシャルズ』の特定の章における特定のトピックを自習した後，自分自身を評価してみたいと思うであろう。本書は，『精神薬理学エセンシャルズ』に沿って編集されている。つまり，本書の第1章は基礎的神経科学を扱っており，『精神薬理学エセンシャルズ』第3版*の1〜8章に相当する。本書の第2章は精神病と抗精神病薬を扱っており，9〜10章に相当するといった具合である。本書のそれぞれの問題

に対する解答の根拠は,『精神薬理学エセンシャルズ』の特定の箇所を参照されたい。そうすると,そこに解答が詳しく説明されていることに気づかれるであろう。本書の問題に対する解答については,他の書籍や文献も参考にした。

問題集は学力を証明するだけか？

現代の自主学習者にとって,問題集は単に学力を証明するためだけのものではない。問題集は,勉強すべき点を明確に示すだけでなく,1冊の教科書を読む前でさえも,勉強しようとする意欲を与えてくれる。したがって,問題集は勉強前の自己評価のためのツールでもある。精神薬理学のある領域を習得し終えたかを知りたいときには,それがどの領域であっても,復習する**前**に,この自己評価問題集で自分自身を評価することができる。『精神薬理学エセンシャルズ』の読者の多くは,初学者ではなく生涯学習者であり,特定の領域ごとに得意・不得意があることだろう。正しく解答できれば,特定の領域をすでによく理解しているということである。それに対して,誤った解答が多いと,自主学習者は特定の領域でより一層の勉強が必要であることがわかるだけでなく,身についていない知識を補おうとする意欲もわいてくることであろう。失敗は勉強すべき点を明確にし,勉強のきっかけを与えてくれる。

「大人は尋ねられたことのない質問には答えたくない」

この古い格言の真意は,勉強の**後**にテストを受けると,教師が尋ねた質問に無理矢理答えさせられるかのように感じやすいということである。しかし,自主学習志向をもつ現代の読者は,自分の知識の欠けたところに焦点を当てたいと思う。したがって,勉強**前**にこれらの問題を眺めることで,自問自答することができる。このようにして,質問とその答えを認識する。

学習はずっと記憶に残るか？

おそらく最も重要なことは,テストは忘却を防いでくれるということである。したがって,この自己評価問題集は初期学習が行われたことを示すだけでなく,実際に長期記憶を形成してくれる。残念な事実ではあるが,1回の経験(教材を読む)による

＊訳注:『精神薬理学エセンシャルズ』第3版では"Stahl's Essential Psychopharmacology, 3rd edition"の'Chapter 15: Pain and Treatment of Fibromyalgia and Functional Somatic Syndromes', 'Chapter 17: Attention Deficit Hyperactivity Disorder and Its Treatment', 'Chapter 18: Dementia and Its Treatment', 'Chapter 19: Disorders of Reward, Drug Abuse, and Their Treatment'の章は割愛した。

学習記憶は，すぐに忘れ去られてしまう。このことはこのシリーズの姉妹編である"Best Practice in Medical Teaching"で論じられている。新しく難しい内容を1回学習した際，おそらくその50%は3～8日で忘れてしまうだろう。学習した2か月後には完全に忘れている，あるいは覚えていてもごくわずかであることを示唆する研究もある。新しい教材を学習する際には，時間をかけて一口ずつ噛みしめて学習し，しばらくしてからその内容を見直せば，1回でひとまとまりの内容を学習するよりも記憶が長く保持される。このコンセプトはしばしば，区間学習 interval learningとか分散学習 spaced learningと呼ばれることがある。研究の示すところでは，再体験は同じ方法で同じ教材の復習として行われるのでなく，テストとして行われると，記憶保持はずっと強化される。これが最も能率的な学習法である。なぜなら，再体験が質問形式で行われれば，初期の記号化された情報（初めて教材を読むか講義を聴くこと）は，ずっと能率的かつ完全に固定され，長期間保持されるからである。このように，質問集は記憶の保持の手助けをする。読者がこの自己評価問題集を利用して，最高の学習能率で知識を身につけ，専門性の発展に活用していただけることを願っている。

本書をどのように使うか？

本書を使うためには，まず右側のページを見てほしい。そこに問いがあり，その解答が選択肢形式で書かれている。質問を読み，頭のなかで答えるか，あるいは他の紙に答えを書く。その後ページをめくると，左側のページに正解だけでなく，正解および不正解の選択肢の解説，さらに姉妹編の『精神薬理学エセンシャルズ』など，正解の根拠となる文献が示されている。また，すでにこのテストをやり遂げた数百人の他の精神科医の正答率（同僚たちの解答）を知ることもできる。テストを受けると，受験者は通常，自分がどれくらいできるのか，正解した同僚はどれくらいいるのか，また間違った場合には，自分と同じように間違った同僚はどれくらいいるかが気になるものである。同僚たちの正答率は，正解したんだ（よし！）という気持ちを高めたり，あるいは間違えた（しまった！）という苦い思いを2度としないように，正解したいという学習意欲を生み出す。

本書の読者が精神医学や精神薬理学の世界で成功することを大いに期待している。この問題集を読者が専門性を発展させるため，またこの分野に興味をもち，学び，記憶を定着させるためのツールの1つとして，読者に捧げたい！

Stephen M. Stahl, M.D, Ph.D.

目次

1. 基礎的神経科学 ……………………………………………………………… *1*
2. 精神病と統合失調症 ………………………………………………………… *37*
3. 単極性うつ病と抗うつ薬 …………………………………………………… *79*
4. 双極性障害と気分安定薬 …………………………………………………… *119*
5. 不安と抗不安薬 ……………………………………………………………… *149*
6. 疼痛および線維筋痛症と機能性身体症候群の治療 ……………………… *183*
7. 睡眠障害，覚醒障害およびその治療 ……………………………………… *207*
8. 注意欠如・多動性障害とその治療 ………………………………………… *231*
9. 認知症とその治療 …………………………………………………………… *255*
10. 物質使用障害とその治療 …………………………………………………… *277*

注　意

本書に記載した情報に関しては，正確を期し，一般臨床で広く受け入れられている方法を記載するよう注意を払った．しかしながら，著者(訳者)ならびに出版社は，本書の情報を用いた結果生じたいかなる不都合に対しても責任を負うものではない．本書の内容の特定な状況への適用に関しての責任は，医師各自のうちにある．

著者(訳者)ならびに出版社は，本書に記載した薬物の選択・用量については，出版時の最新の推奨，および臨床状況に基づいていることを確認するよう努力を払っている．しかし，医学は日進月歩で進んでおり，政府の規制は変わり，薬物療法や薬物反応に関する情報は常に変化している．読者は，薬物の使用にあたっては個々の薬物の添付文書を参照し，適応，用量，付加された注意・警告に関する変化を常に確認することを怠ってはならない．これは，推奨された薬物が新しいものであったり，汎用されるものではない場合に，特に重要である．

訳注：薬物については，日本で承認されているものは一般名・商品名ともに医薬品医療機器情報提供ホームページの医療用医薬品の添付文書情報(http://www.info.pmda.go.jp/psearch/html/menu_tenpu_base.html)に従いカタカナ表記に，承認されていないものは英語表記にした．また，商品名については，後に®を付記した．

1 基礎的神経科学

Q 1-1

興奮性シグナルはグルタミン酸作動性錐体細胞の樹状突起で受信される。このシグナルは，シナプス前ドーパミン作動性軸索から送信されると，抑制性シグナルとして受信される。しかし，このシグナルは，神経細胞に入力された他のシグナルと適切に統合されない。次のうち，このシグナルと他の入力シグナルとの統合障害が最も生じやすい部位はどこか？

A 樹状突起の細胞膜
B 細胞体領域
C 軸索領域
D シナプス前領域

❖ Q 1-1の答え

正解はB。

選択肢	同僚たちの解答
A 樹状突起の細胞膜	21%
B 細胞体領域	**47%**
C 軸索領域	9%
D シナプス前領域	22%

A 不正解。樹状突起の細胞膜はシグナル受信部位である。ここではシグナルの統合は生じない。

B 正解。細胞体は入力されたすべてのシグナルの化学的コード化を統合する部位である。不適切なシグナル統合はこの部位で最も起こりやすい。

C 不正解。軸索領域はシグナル伝播の部位である。シグナルの統合はこの部位では生じない。

D 不正解。シナプス前領域はシグナル出力部位である。シグナルの統合はこの部位では生じない

文献

Schatzberg AF, Nemeroff CB. *Textbook of psychopharmacology*, fourth edition. Washington, DC: American Psychiatric Publishing, Inc.; 2009. (Chapter 2)

Stahl SM. *Stahl's essential psychopharmacology*, third edition. New York, NY: Cambridge University Press; 2008. (Chapter 1)

Q 1-2

誤ったアミノ酸配列で合成された受容体は，速い順行性輸送系で軸索方向に輸送される。障害の原因部位を発見するためには，次のうち，どの細胞小器官を観察すべきか？

A 遊離型ポリソーム
B ゴルジ装置
C ミトコンドリア
D 粗面小胞体

❖ Q 1-2の答え
正解はD。

選択肢	同僚たちの解答
A 遊離型ポリソーム	5%
B ゴルジ装置	12%
C ミトコンドリア	14%
D 粗面小胞体	**69%**

A 不正解。遊離型ポリソーム,すなわち非膜結合型リボソームは,末梢タンパク質(微小管やニューロフィラメントなど)の合成部位である。
B 不正解。ゴルジ装置は合成された構成的タンパク質が修飾される部位である。
C 不正解。ミトコンドリアは,いわば細胞の「発電所」であり,細胞輸送のエネルギーを供給する重要な源であるが,タンパク質合成障害の根本原因を明らかにすることはないであろう。
D 正解。粗面小胞体,すなわち膜結合型リボソームは,構成的タンパク質(受容体,酵素,イオンチャネルなど)の合成部位である。これらのタンパク質は細胞膜内へ挿入され,速い輸送系で輸送される。

文献
Schatzberg AF, Nemeroff CB. *Textbook of psychopharmacology*, fourth edition. Washington, DC: American Psychiatric Publishing, Inc.; 2009. (Chapter 2)
Stahl SM. *Stahl's essential psychopharmacology*, third edition. New York, NY: Cambridge University Press; 2008. (Chapter 1)

Q 1-3

次のうち，神経細胞を通って廃棄される受容体の輸送様式となる可能性が最も高いのはどれか？

A 最大100 mm/日の速度で軸索から細胞体へ
B 最大200 mm/日の速度で細胞体から軸索へ
C 最大2 mm/日の速度で軸索から細胞体へ
D 最大4 mm/日の速度で細胞体から軸索へ

❖ Q 1-3の答え
正解はA。

選択肢		同僚たちの解答
A	最大100 mm/日の速度で軸索から細胞体へ	44%
B	最大200 mm/日の速度で細胞体から軸索へ	19%
C	最大2 mm/日の速度で軸索から細胞体へ	26%
D	最大4 mm/日の速度で細胞体から軸索へ	10%

A 正解。廃棄されるタンパク質や細胞小器官は，特に速い逆行性輸送系で細胞体に輸送され，リソソームによって分解される。

B 不正解。速い順行性輸送(細胞体から軸索へ)は最大200 mm/日の速度であるが，これは通常，廃棄タンパク質が輸送される方向ではない。

C，D 不正解。遅い輸送は軸索から細胞体へ最大2 mm/日で行われるが，これは通常廃棄タンパク質が輸送される機序ではない。

文献
Schatzberg AF, Nemeroff CB. *Textbook of psychopharmacology*, fourth edition. Washington, DC: American Psychiatric Publishing, Inc.; 2009. (Chapter 2)

Stahl SM. *Stahl's essential psychopharmacology*, third edition. New York, NY: Cambridge University Press; 2008. (Chapter 1)

Q 1-4

1つの細胞を前頭前皮質から見ているとしよう。この細胞は3つの分岐した樹状突起と1本の軸索終末をもっている。その軸索の起始部はシャンデリア細胞の軸索終末から抑制性シグナルを受信している。次のうち，どの細胞を見ている可能性が高いか？

A バスケット細胞
B シャンデリア神経細胞
C 錐体細胞
D プルキンエ細胞
E ダブルブーケ細胞

❖ Q 1-4の答え

正解はC。

選択肢	同僚たちの解答
A バスケット細胞	5%
B シャンデリア神経細胞	9%
C 錐体細胞	**73%**
D プルキンエ細胞	12%
E ダブルブーケ細胞	2%

A 不正解。バスケット細胞は，広範に分枝したバスケット様の樹状突起構造 dendritic treeをもつ介在神経細胞である。いくつかの軸索を広範にわたって水平方向に伸展させており，他の皮質神経細胞の細胞体と抑制性の結合を形成している。

B 不正解。シャンデリア神経細胞の軸索終末は，錐体細胞と抑制性の軸索-軸索結合を形成する。

C 正解。錐体細胞は，三角形の細胞体，3本の分岐した樹状突起(このうち2本は残りの1本より短い)，および2本の短い基底樹状突起の間から伸展している1本の軸索をもっている。これらは，前頭前皮質の大部分の神経細胞を構成している。

D 不正解。プルキンエ細胞は主に小脳にみられ，きわめて分岐の多い樹状突起構造をもっている。

E 不正解。ダブルブーケ細胞は，緊密に結合した軸索を垂直方向に伸展させており，ダブルブーケ細胞を含む他の皮質の神経細胞と抑制性の結合を形成している。

文献

Schatzberg AF, Nemeroff CB. *Textbook of psychopharmacology*, fourth edition. Washington, DC: American Psychiatric Publishing, Inc.; 2009. (Chapter 2)

Stahl SM. *Stahl's essential psychopharmacology*, third edition. New York, NY: Cambridge University Press; 2008. (Chapter 1)

Q 1-5

次の組み合わせのうち，軸索-軸索結合を最も形成しやすいのはどれか？

A 2つのダブルブーケ細胞
B ダブルブーケ細胞と錐体細胞
C バスケット細胞と錐体細胞
D シャンデリア神経細胞と錐体細胞

❖ Q1-5の答え

正解はD。

選択肢	同僚たちの解答
A 2つのダブルブーケ細胞	11%
B ダブルブーケ細胞と錐体細胞	8%
C バスケット細胞と錐体細胞	13%
D シャンデリア神経細胞と錐体細胞	**68%**

A 不正解。2つのダブルブーケ細胞は，主として軸索-樹状突起結合を形成する。
B 不正解。ダブルブーケ細胞と錐体細胞は，主として軸索-樹状突起結合を形成する。
C 不正解。バスケット細胞と錐体細胞は，主として軸索-細胞体結合を形成する。
D 正解。シャンデリア神経細胞と錐体細胞は，主として軸索-軸索結合を形成する。

文献

Schatzberg AF, Nemeroff CB. *Textbook of psychopharmacology*, fourth edition. Washington, DC: American Psychiatric Publishing, Inc.; 2009. (Chapter 2)

Stahl SM. *Stahl's essential psychopharmacology*, third edition. New York, NY: Cambridge University Press; 2008. (Chapter 1)

Q 1-6

次の神経発達の過程のうち,受胎後12週の胎児で数週間にわたって行われている可能性が最も高いのはどれか?

A シナプス形成
B 髄鞘形成
C 神経発生 neurogenesis
D 競合的除去
E 神経細胞の分化

❖ Q 1-6の答え

正解はC。

選択肢		同僚たちの解答
A	シナプス形成	5%
B	髄鞘形成	3%
C	**神経発生**	**78%**
D	競合的除去	2%
E	神経細胞の分化	12%

A 不正解。シナプス形成はシナプス結合が形成される過程で，一般には受胎後20週前後から始まる。

B 不正解。髄鞘形成は神経伝達の速度を速めるため軸索が絶縁される過程で，一般には受胎後12週前後から始まる。12週の胎児では数週にわたって髄鞘が形成されているわけではない。

C 正解。神経発生は神経細胞が形成される過程で，受胎から4週前後に始まる。神経発生は一生のうち胎児期に最も活発である。

D 不正解。競合的除去は脳の再構成の過程で，通常出生後に始まる。小児期や思春期に最も活発である。

E 不正解。神経細胞の分化は神経細胞に特定の機能を割り当てる過程で，一般には受胎後12週前後から始まる。

文献

Schatzberg AF, Nemeroff CB. *Textbook of psychopharmacology*, fourth edition. Washington, DC: American Psychiatric Publishing, Inc.; 2009. (Chapter 1)

Stahl SM. *Stahl's essential psychopharmacology*, third edition. New York, NY: Cambridge University Press; 2008. (Chapter 2)

Q 1-7

神経細胞が毒素に侵され，突発的な炎症反応が起こっている。その周囲に高濃度のサイトカインが検出された。次のうち，どの過程が生じているか？

A　ネクローシス
B　シナプス形成
C　興奮毒性
D　アポトーシス
E　神経発生

❖ Q 1-7の答え

正解はA。

選択肢	同僚たちの解答
A ネクローシス	58%
B シナプス形成	1%
C 興奮毒性	18%
D アポトーシス	24%
E 神経発生	0%

A 正解。ネクローシスは神経細胞の選択の過程である。その過程で，細胞は毒物による汚染，窒息，毒素によって破壊された後，破裂し炎症反応を引き起こす。
B 不正解。シナプス形成はシナプス結合が形成される過程である。
C 不正解。興奮毒性は「過剰な興奮」によってシナプスが傷害される過程で，この興奮が過剰な量であると細胞死に至ることがある。
D 不正解。アポトーシスは細胞の自身の遺伝子機構によって起こり，細胞をあたかも「葬り去る」かのように消失させる。細胞死によるより破壊的な炎症反応は，ネクローシスによる神経細胞の選択と関連している。自殺(アポトーシス)による細胞死は，殺人(ネクローシス)による細胞死よりも穏やかに進行する。
E 不正解。神経発生は神経細胞が形成される過程である。

文献

Schatzberg AF, Nemeroff CB. *Textbook of psychopharmacology*, fourth edition. Washington, DC: American Psychiatric Publishing, Inc.; 2009. (Chapter 1)
Stahl SM. *Stahl's essential psychopharmacology*, third edition. New York, NY: Cambridge University Press; 2008. (Chapter 2)

Q 1-8

高濃度の細胞接着分子とアクチンが,皮質に存在するグルタミン酸作動性錐体細胞の半シナプス構造の内外に向けて輸送されている。このとき,神経細胞では何をする準備をしている可能性が最も高いか？

A　装飾 decorating
B　試験的な結合 trial contact
C　足場の組み立て scaffolding
D　長期増強 potentiation

❖ Q 1-8の答え
正解はC。

選択肢	同僚たちの解答
A 装飾	2%
B 試験的な結合	8%
C 足場の組み立て	**72%**
D 長期増強	18%

A 不正解。装飾はシナプス形成の「最終」段階で,半シナプス前構造(シナプス小胞,神経伝達物質,再取り込みトランスポーターなど)や半シナプス後構造(シナプス後受容体,シグナルカスケード分子など)の両方の形成に不可欠な構成要素が取り付けられる。

B 不正解。試験的な結合はシナプスが形成される前に生じる。このとき,半シナプス構造は存在していて,シナプス前部位やシナプス後部位となりうるものが「試験的な結合」を行えるようにする。この結合がうまくいった場合,半シナプス構造が結合を強めるためにエネルギーとタンパク質が供給される。

C 正解。足場の組み立ては,半シナプス構造を強固にする過程で,伸展段階にあるシナプス前部位とシナプス後部位の構成要素の形状と強度を支える。アクチン(骨格筋内に存在するタンパク質)と細胞接着分子は,この過程に不可欠な構成要素である。

D 不正解。長期増強は神経の「学習」過程で,すでに形成されているシナプスを必要に応じて利用してシナプス構造を変化させる。

文献
Schatzberg AF, Nemeroff CB. *Textbook of psychopharmacology*, fourth edition. Washington, DC: American Psychiatric Publishing, Inc.; 2009. (Chapter 1)

Stahl SM. *Stahl's essential psychopharmacology*, third edition. New York, NY: Cambridge University Press; 2008. (Chapter 2)

Q 1-9

ある兵士は戦闘に配置される前に，いくつかのリスク遺伝子をもっていることがわかっていた。6か月後に彼女は外傷後ストレス障害を発症した。次のうち，これを最も正確に表現する学説はどれか？

A　遺伝子行動説
B　素因ストレス説
C　エンドフェノタイプ(中間表現型)説
D　リスク要因病理説

❖ Q 1-9の答え

正解はB。

選択肢	同僚たちの解答
A 遺伝子行動説	9%
B 素因ストレス説	**73%**
C エンドフェノタイプ(中間表現型)説	11%
D リスク要因病理説	7%

A，C，D 不正解。これらは一般に知られている神経科学的な学説ではない。
B 正解。素因ストレス説は，精神疾患の発症において，リスク遺伝子と環境ストレッサーに関連性があるとするものである。

文献

Schatzberg AF, Nemeroff CB. *Textbook of psychopharmacology*, fourth edition. Washington, DC: American Psychiatric Publishing, Inc.; 2009. (Chapters 2, 3, 8, 9)

Stahl SM. *Stahl's essential psychopharmacology*, third edition. New York, NY: Cambridge University Press; 2008. (Chapters 6-8)

Q 1-10

セロトニン分子がセロトニン2A受容体に結合することによって，電気的なインパルスがγアミノ酪酸 γ-aminobutyric acid(GABA)神経細胞の軸索終末に伝達され，最終的にそのシナプス後神経細胞のGABA_A受容体にGABAが遊離される。これは，次のうちどの神経伝達であるか？

A 古典的神経伝達
B 逆行性神経伝達
C 容量神経伝達
D シグナル伝達カスケード

❖ Q1-10の答え

正解はA。

選択肢	同僚たちの解答
A 古典的神経伝達	75%
B 逆行性神経伝達	4%
C 容量神経伝達	1%
D シグナル伝達カスケード	20%

A 正解。古典的神経伝達は，最も一般的でよく知られている神経伝達である。これは，化学的シグナルが電気的インパルスに変換されて細胞内を伝導し，その後化学シグナルに再変換されてシナプス後神経細胞に伝達されるという順行性の伝達である。

B 不正解。逆行性神経伝達は，シナプス後神経細胞からシナプス前神経細胞への「逆」の神経伝達である。

C 不正解。容量神経伝達は，シナプスを介さずに行われる神経伝達で，非シナプス性拡散神経伝達とも呼ばれる。

D 不正解。シグナル伝達カスケードは，化学的シグナルやイオンシグナルが関与する広範な神経伝達の一連の過程をいう。

文献

Schatzberg AF, Nemeroff CB. *Textbook of psychopharmacology*, fourth edition. Washington, DC: American Psychiatric Publishing, Inc.; 2009. (Chapters 1, 4)

Stahl SM. *Stahl's essential psychopharmacology*, third edition. New York, NY: Cambridge University Press; 2008. (Chapter 3)

1-11

神経成長因子 nerve growth factor(NGF)はシナプス後神経細胞からシナプスに放出される。システムが正常に機能しているとすれば，NGFが最も向かう可能性が高いのは？

A 再取り込みのためにシナプス後神経細胞へ
B 古典的神経伝達を介してシナプス前神経細胞へ
C 容量神経伝達を介してシナプス後神経細胞へ
D 逆行性神経伝達を介してシナプス前神経細胞へ

❖ Q 1-11の答え

正解はD。

選択肢		同僚たちの解答
A	再取り込みのためにシナプス後神経細胞へ	7%
B	古典的神経伝達を介してシナプス前神経細胞へ	14%
C	容量神経伝達を介してシナプス後神経細胞へ	9%
D	**逆行性神経伝達を介してシナプス前神経細胞へ**	**71%**

A, B 不正解。NGFは通常, シナプス後神経細胞から放出された後, どの古典的再取り込みポンプによっても再取り込みされるという過程をとらない。

C 不正解。容量神経伝達は, 神経伝達物質が周囲の神経細胞へ拡散することをいい, この状況を説明するものではない。

D 正解。NGFは通常, 逆行性神経伝達を介してシナプス後神経細胞からシナプス前神経細胞へ輸送され, その後, 速い逆行性輸送系を介して細胞体に輸送される。

文献

Schatzberg AF, Nemeroff CB. *Textbook of psychopharmacology*, fourth edition. Washington, DC: American Psychiatric Publishing, Inc.; 2009. (Chapters 1, 4)

Stahl SM. *Stahl's essential psychopharmacology*, third edition. New York, NY: Cambridge University Press; 2008. (Chapter 3)

Q 1-12

次のうち，GABAの結合により構造が変化する4回膜貫通型受容体はどれか？

A　シナプス前トランスポーター
B　リガンド依存性イオンチャネル
C　電位依存性イオンチャネル

❖ Q 1-12の答え

正解はB。

選択肢	同僚たちの解答
A　シナプス前トランスポーター	4%
B　リガンド依存性イオンチャネル	**89%**
C　電位依存性イオンチャネル	8%

A 不正解。シナプス前トランスポーターは12回膜貫通領域をもつトランスポーターをもち，神経伝達物質が結合するとシナプス前膜を通じて細胞内に輸送する。

B 正解。リガンド依存性イオンチャネルは4回膜貫通領域をもち，神経伝達物質からの指示によって開閉する。

C 不正解。電位依存性イオンチャネルは6回膜貫通領域をもち，イオンの流れによって決められる電荷や電位からの指示により開閉する。

文献

Schatzberg AF, Nemeroff CB. *Textbook of psychopharmacology*, fourth edition. Washington, DC: American Psychiatric Publishing, Inc.; 2009. (Chapter 1)

Stahl SM. *Stahl's essential psychopharmacology*, third edition. New York, NY: Cambridge University Press; 2008. (Chapters 4, 5)

Q 1-13

シナプス後セロトニン2A受容体の異常活性化は、睡眠の変化を引き起こし、Gタンパク質結合を介して幻覚が生じることがある。この機序は、このような機能障害の発現に部分的に関与している。セロトニンがセロトニン2A受容体に結合してから行動障害が現れるまでに、次のうち、どのようなことが生じていると考えられるか？

A　カルモジュリンによるプロテインキナーゼの活性化
B　cAMP反応性要素結合タンパク質 cAMP response-element binding protein (CREB)のリン酸化
C　コルチゾール-核内受容体複合体の核内移行
D　転写因子のリン酸化

❖ Q1-13の答え

正解はB。

選択肢	同僚たちの解答
A カルモジュリンによるプロテインキナーゼの活性化	8%
B CREBのリン酸化	**69%**
C コルチゾール-核内受容体複合体の核内移行	6%
D 転写因子のリン酸化	17%

A 不正解。カルモジュリンはイオンチャネル結合型メッセンジャー伝達系に関連している。
B 正解。Gタンパク質結合型伝達系では，活性化されたプロテインキナーゼAを利用してCREBをリン酸化する。
C 不正解。コルチゾールなどのホルモンと核内受容体の複合体は，ホルモン結合型伝達系において形成される。
D 不正解。転写因子のリン酸化は神経栄養因子結合型伝達系に関連し，一連のキナーゼの活性化につながっていく。

文献

Schatzberg AF, Nemeroff CB. *Textbook of psychopharmacology*, fourth edition. Washington, DC: American Psychiatric Publishing, Inc.; 2009. (Chapters 1, 4)
Stahl SM. *Stahl's essential psychopharmacology*, third edition. New York, NY: Cambridge University Press; 2008. (Chapter 3)

Q 1-14

次のうち，線条体ドーパミン作動性神経細胞のドーパミン2受容体のアップレギュレーションを最も起こしやすいものはどれか？

A 神経伝達物質と結合した受容体の除去
B 新しく形成された受容体への結合および利用
C ドーパミン2アゴニストの持続的な結合
D ドーパミン2アンタゴニストの持続的な結合

❖ Q 1-14の答え

正解はD。

選択肢		同僚たちの解答
A	神経伝達物質と結合した受容体の除去	2%
B	新しく形成された受容体への結合および利用	3%
C	ドーパミン2アゴニストの持続的な結合	17%
D	**ドーパミン2アンタゴニストの持続的な結合**	**77%**

A 不正解。神経細胞が受容体数を減少させようとするときに、結合した受容体は通常除去される。

B 不正解。新しく形成された受容体への結合および利用は、アップレギュレーションの結果であって誘因ではない。

C 不正解。アゴニストは神経伝達物質の作用と同様の作用をもち、その受容体の合成をダウンレギュレーションするようなシグナルを伝達する。

D 正解。アンタゴニストは神経伝達物質の作用を阻害し、その受容体の合成をアップレギュレーションするようなシグナルを伝達する。

文献

Schatzberg AF, Nemeroff CB. *Textbook of psychopharmacology*, fourth edition. Washington, DC: American Psychiatric Publishing, Inc.; 2009. (Chapters 1, 4)

Stahl SM. *Stahl's essential psychopharmacology*, third edition. New York, NY: Cambridge University Press; 2008. (Chapter 3)

Q 1-15

神経細胞の活動電位の発生に関して，正しいイオンの流出入の方向と順序はどれか？

A　Na^+流入，K^+流出，Ca^{2+}流入
B　Ca^{2+}流入，K^+流出，Na^+流入
C　K^+流入，Na^+流入，Ca^{2+}流入
D　Na^+流入，Ca^{2+}流入，K^+流出
E　Ca^{2+}流入，Na^+流出，K^+流出
F　K^+流入，Ca^{2+}流入，Na^+流出

❖ Q 1-15の答え

正解はD。

選択肢		同僚たちの解答
A	Na$^+$流入, K$^+$流出, Ca^{2+}流入	35%
B	Ca^{2+}流入, K$^+$流出, Na$^+$流入	6%
C	K$^+$流入, Na$^+$流入, Ca^{2+}流入	2%
D	**Na$^+$流入, Ca^{2+}流入, K$^+$流出**	**48%**
E	Ca^{2+}流入, Na$^+$流出, K$^+$流出	5%
F	K$^+$流入, Ca^{2+}流入, Na$^+$流出	5%

A, B, C, E, F 不正解。

D 正解。Na$^+$が細胞に流入し, 続いてCa^{2+}が流入する。活動電位の消失後, 細胞内のK$^+$が流出し, 細胞内の本来の電気的環境に回復する。

文献

Schatzberg AF, Nemeroff CB. *Textbook of psychopharmacology*, fourth edition. Washington, DC: American Psychiatric Publishing, Inc.; 2009. (Chapter 1)
Stahl SM. *Stahl's essential psychopharmacology*, third edition. New York, NY: Cambridge University Press; 2008. (Chapters 4, 5)

Q 1-16

「サーカディアンペースメーカー circadian pacemaker」として機能する視交叉上核は,活動,光,およびどの神経伝達物質による影響を受けるか?

A アセチルコリン
B メラトニン
C ノルエピネフリン
D セロトニン

❖ Q 1-16の答え

正解はB。

選択肢	同僚たちの解答
A アセチルコリン	2%
B メラトニン	**89%**
C ノルエピネフリン	2%
D セロトニン	6%

A 不正解。アセチルコリンはコリン作動性神経細胞で産生され，主として認知機能に関与している。しかし，サーカディアンリズムの調節に目立った働きはしない。

B 正解。メラトニンは松果体から分泌され，主に視交叉上核内で作用してサーカディアンリズムを調節する。

C 不正解。ノルエピネフリンは睡眠を含む多くの機能に関与している。しかし，視交叉上核での調節に目立った働きはしない。

D 不正解。セロトニンは，ノルエピネフリンと同様，睡眠を含む多くの機能に関与している。しかし，視交叉上核での調節に目立った働きはしない。

文献

Arendt J. Melatonin and the pineal gland: influence on mammalian seasonal and circadian physiology. *Rev Reproduction* 1998; 3: 13-22.

Stahl SM. *Stahl's essential psychopharmacology*, third edition. New York, NY: Cambridge University Press; 2008. (Chapter 16)

Q 1-17

エピジェネティクス epigeneticsとは何か？

A　DNA配列の変化を伴う後天性形質
B　DNA配列の変化を伴わない後天性形質
C　DNA配列の変化を伴う遺伝性形質
D　DNA配列の変化を伴わない遺伝性形質

❖ Q 1-17の答え

正解はD。

選択肢		同僚たちの解答
A	DNA配列の変化を伴う後天性形質	28%
B	DNA配列の変化を伴わない後天性形質	18%
C	DNA配列の変化を伴う遺伝性形質	35%
D	**DNA配列の変化を伴わない遺伝性形質**	**19%**

A〜C　不正解。

D　正解。遺伝 geneticsとは，DNA配列が世代を超えて受け継がれることである。エピジェネティックス epigenetics*とは，遺伝子(すなわち，転写産物の情報が書き込まれたDNA配列)がRNAに転写されるかサイレンシングを受けるかを決定する過程に付随して起こるものであり，DNA配列の変化を伴わずに継承される表現型である。エピジェネティックスのよい例は細胞分化である。

エピジェネティックな分子スイッチは，細胞核のクロマチン構造を修飾することによって，遺伝子発現のオン/オフを切り替える。クロマチンはヒストンと呼ばれるタンパク質の八量体で，その周囲にDNAが巻きついている。DNAには遺伝子だけでなく，RNA合成の開始の指令を出すプロモーターも含まれる。転写された後，このRNAはタンパク質を合成し続ける。遺伝子を休止させるために，ヒストンや遺伝子プロモーターのDNA配列はメチル化されることがある。メチル化を受けると，しばしばヒストンで脱アセチル化と呼ばれる化学的処理が行われ，その近傍の遺伝子が不活性化される。遺伝子を活性化するためには，この逆が行われる。すなわち，ヒストンと遺伝子は脱メチル化され，ヒストンはアセチル化される。これらすべての過程は，多くの酵素によって調節される。メチル化はメチル基供与体の利用度によっても調節される。

文献

Stahl SM. Fooling mother nature: epigenetics and novel treatments for psychiatric disorders. *CNS Spectr* 2010; 15(6): 220-7.

＊訳注：一般にエピジェネテックによる遺伝子発現の変化は世代を超えて伝達されない。

Q 1-18

N-メチル-D-アスパラギン酸 N-methyl-D-aspartate(NMDA)受容体を活性化するものはどれか？

A　グルタミン酸
B　グリシン
C　脱分極
D　グルタミン酸，グリシン
E　グルタミン酸，脱分極
F　グリシン，脱分極
G　グルタミン酸，グリシン，脱分極

❖ Q 1-18の答え

正解はG。

選択肢		同僚たちの解答
A	グルタミン酸	38%
B	グリシン	1%
C	脱分極	0%
D	グルタミン酸，グリシン	23%
E	グルタミン酸，脱分極	18%
F	グリシン，脱分極	1%
G	**グルタミン酸，グリシン，脱分極**	**19%**

A〜F 不正解。

G 正解。NMDA受容体は，グルタミン酸によって活性化される興奮性のシナプス後神経伝達を調節するリガンド依存性イオンチャネルである。静止状態では，NMDA受容体のカルシウムチャネル部位は，マグネシウムによって栓をされているため，チャネル活性は阻害されている。NMDA受容体が開口するためには，グルタミン酸とグリシンの両方が受容体の異なる部位に結合している必要がある。細胞膜が脱分極していないときには，マグネシウムはグルタミン酸とグリシンの作用を阻害しているため，イオンチャネルが開口しない。イオンチャネルが開口し，カルシウムを流入させるためには，グルタミン酸とグリシンの両方の結合に加えて，脱分極によるマグネシウムの除去が必要である。

章全体の平均正答率

第1章の平均正答率は63%であった。

文献

Stahl SM. *Stahl's essential psychopharmacology,* third edition. New York, NY: Cambridge University Press; 2008. (Chapters 5, 9)

2 精神病と統合失調症

Q 2-1

24歳の男性。当初，急性の幻聴を示し，薬物によって治療された。その4日後，患者は評価のために診察室に現れた。彼はきちんとした服装をしていたが，目を合わさないで，最初の質問にひどく短く答えた。彼の陰性症状の程度を評価するためには，次のうち，どの質問が最も有用と考えられるか？

A　この1週間，どれくらい友人と話をしましたか？
B　まだ声は聞こえますか，あるいは聞こえなくなりましたか？
C　自分や他人を傷つけようと考えたことがありますか？
D　この1週間集中しにくいことはありませんでしたか？

❖ Q 2-1の答え

正解はA。

選択肢	同僚たちの解答
A この1週間, どれくらい友人と話をしましたか？	84%
B まだ声は聞こえますか, あるいは聞こえなくなりましたか？	4%
C 自分や他人を傷つけようと考えたことがありますか？	5%
D この1週間集中しにくいことはありませんでしたか？	8%

A 正解。陰性症状の重要な要素は社会的活動の低下なので，この質問は陰性症状の評価に有用である。
B 不正解。この質問は陽性症状の存在を調べるためには有用であるが，陰性症状の評価には適用できない。
C 不正解。この質問は自殺のリスクだけでなく，起こりうるすべての攻撃性のリスクの評価に有用であるが，これらは陰性症状領域には含まれない。
D 不正解。この質問は認知症状の評価には有用できるが，陰性症状の評価には適用できない。

文献

Schatzberg AF, Nemeroff CB. *Textbook of psychopharmacology*, fourth edition. Washington, DC: American Psychiatric Publishing, Inc.; 2009. (Chapter 55)

Stahl SM. *Stahl's essential psychopharmacology*, third edition. New York, NY: Cambridge University Press; 2008. (Chapter 9)

Stahl SM, Buckley PF. Negative symptoms of schizophrenia: a problem that will not go away. *Acta Psychiatr Scand* 2007; 15: 4-11.

Q 2-2

認知と社会的な遅れの既往をもつ22歳の男性。統合失調症と診断された。小学校低学年では彼の言語発達は正常であったが、読む能力が低く学習障害と診断されていた。高校に進学してからは学業が困難になっていった。卒業後はスーパーマーケットで仕事を始めたが、もの忘れ、仕事での単純な指示後のトラブル、無秩序、コミュニケーションの低下などの機能障害を示し始めた。これらの障害により彼は解雇され、6か月後に精神病エピソードを経験し、統合失調症と診断された。これまでの長期的な経過を考慮すると、この患者はどの認知機能のパターンであると予測されるか？

A 認知機能は加齢による低下以上に進行性に低下し、その重症度は精神病の症状に依存しない。
B 認知機能は加齢による低下以上に進行性に低下し、その重症度は精神病の症状によって変化する。
C 認知機能は加齢による低下以上には低下せず、その重症度は精神病の症状に依存しない。
D 認知機能は加齢による低下以上には低下せず、その重症度は精神病の症状によって変化する。

❖ Q 2-2の答え

正解はC。

選択肢		同僚たちの解答
A	認知機能は加齢による低下以上に進行性に低下し、その重症度は精神病の症状に依存しない	20%
B	認知機能は加齢による低下以上に進行性に低下し、その重症度は精神病の症状によって変化する	36%
C	**認知機能は加齢による低下以上には低下せず、その重症度は精神病の症状に依存しない**	**32%**
D	認知機能は加齢による低下以上には低下せず、その重症度は精神病の症状によって変化する	13%

A，B，D　不正解。

C　正解。最終的に統合失調症を発症するほとんどの人と同様に、この男性には若いころから認知障害がみられ、青年期後期(前駆期)には認知機能が相当の低下を示している。しかし、大規模な研究が示すところでは、統合失調症発症後は認知障害は通常疾患の経過中安定しており、加齢による低下以上には低下しないことが多いと示されている。また、統合失調症の認知障害は精神病の症状と関連しないようである。

文献

Schatzberg AF, Nemeroff CB. *Textbook of psychopharmacology*, fourth edition. Washington, DC: American Psychiatric Publishing, Inc.; 2009. (Chapter 55)

Stahl SM. *Stahl's essential psychopharmacology*, third edition. New York, NY: Cambridge University Press; 2008. (Chapter 9)

Stahl SM, Buckley PF. Negative symptoms of schizophrenia: a problem that will not go away. *Acta Psychiatr Scand* 2007; 15: 4-11.

Q 2-3

24歳の女性。隣人と激しく口論した後，入院してきた。隣人が彼女の家のドアをノックしたときに叫び声をあげて攻撃したという。最近彼女は徐々に常軌を逸するようになり，感情を爆発させたり衝動的な行為を起こすようになってきたと，彼女の母親は述べている。次のうち，これらの症状と最も関係が深い脳部位はどれか？

A　背外側前頭前皮質
B　側坐核
C　眼窩前頭皮質
D　黒質

❖ Q2-3の答え

正解はC。

選択肢	同僚たちの解答
A 背外側前頭前皮質	22%
B 側坐核	9%
C 眼窩前頭皮質	**67%**
D 黒質	3%

A 不正解。背外側前頭前皮質は，攻撃性ではなく認知機能と実行機能に関連すると考えられている。
B 不正解。側坐核は，幻覚や妄想などの陽性症状に関連すると考えられている。この患者にみられるような攻撃性症状は陽性症状に関連して起こることが多いが，側坐核で調節を受けるわけではない。
C 正解。この患者にみられるような攻撃性症状は衝動制御の障害に関連すると考えられており，これはおおむね眼窩前頭皮質で調節される。
D 不正解。脳幹の黒質には，ドーパミン作動性神経細胞の細胞体が存在し，線条体に投射している。黒質は攻撃性に関連しているわけではない。

文献
Schatzberg AF, Nemeroff CB. *Textbook of psychopharmacology*, fourth edition. Washington, DC: American Psychiatric Publishing, Inc.; 2009. (Chapter 46)
Stahl SM. *Stahl's essential psychopharmacology*, third edition. New York, NY: Cambridge University Press; 2008. (Chapter 9)
Stahl SM, Mignon L. *Stahl's illustrated antipsychotics*, second edition. Carlsbad, CA: NEI Press; 2009. (Chapter 1)

Q 2-4

統合失調症の患者。遺伝子検査を受けたところ，DISC1（disrupted in schizophrenia 1）タンパク質をコードする遺伝子の異常が判明した。このタンパク質が部分的に調節している神経発達過程のうち，この患者の統合失調症の発症に最も寄与が大きいものはどれか？

A 早期の神経発生
B グリア細胞の発達
C 神経細胞の髄鞘形成
D シナプスの細胞構築

❖ Q 2-4の答え

正解はA。

選択肢	同僚たちの解答
A 早期の神経発生	55%
B グリア細胞の発達	10%
C 神経細胞の髄鞘形成	6%
D シナプスの細胞構築	29%

A 正解。これら4つの神経発達過程の異常はすべて，統合失調症の発症要因となりうる。しかし，DISC1が部分的に調節するのは早期の神経発生のみである。したがって，DISC1をコードする遺伝子の異常は，早期の神経新生の過程に最も影響を及ぼす可能性があり，ひいては統合失調症の発症要因となりうる。

B〜D 不正解。グリア細胞の発達や神経細胞の髄鞘形成は，ニューレグリン neuregulinによって部分的に調節されている。シナプスの細胞構築は，ディスビンディン dysbindinによって部分的に調節されている。DISC1はこれらの過程のどれにも関与していないと考えられている。

文献

Schatzberg AF, Nemeroff CB. *Textbook of psychopharmacology*, fourth edition. Washington, DC: American Psychiatric Publishing, Inc.; 2009. (Chapter 46)

Stahl SM. *Stahl's essential psychopharmacology*, third edition. New York, NY: Cambridge University Press; 2008. (Chapter 9)

Stahl SM, Mignon L. *Stahl's illustrated antipsychotics*, second edition. Carlsbad, CA: NEI Press; 2009. (Chapter 1)

Q 2-5

44歳の男性。20年前に最初に統合失調症と診断されてから抗精神病薬治療を受けている。彼は最近，腕が滑らかに動かなくなり，顔が不随意にゆがむようになり始めた。これらの症状の原因として，次のうち，どのようなことが起こっていると考えられるか？

A　セロトニン2A受容体のアップレギュレーション
B　セロトニン2A受容体のダウンレギュレーション
C　ドーパミン2受容体のアップレギュレーション
D　ドーパミン2受容体のダウンレギュレーション

❖ Q 2-5の答え

正解はC。

選択肢		同僚たちの解答
A	セロトニン2A受容体のアップレギュレーション	1%
B	セロトニン2A受容体のダウンレギュレーション	1%
C	**ドーパミン2受容体のアップレギュレーション**	**76%**
D	ドーパミン2受容体のダウンレギュレーション	23%

このような運動症状は，遅発性ジスキネジアの発症を示唆している。この疾患は顔面と舌の不随意運動や四肢のぎくしゃくした運動を特徴としており，ドーパミン2受容体のアップレギュレーションと関連している。すなわち遅発性ジスキネジアは，長期の抗精神病薬治療，特に従来型抗精神病薬治療で生じるかもしれない長期のドーパミン2受容体の遮断によって生じうる。遅発性ジスキネジアはセロトニン2A受容体の変化とは関連しない。

文献

Schatzberg AF, Nemeroff CB. *Textbook of psychopharmacology*, fourth edition. Washington, DC: American Psychiatric Publishing, Inc.; 2009. (Chapter 27)

Stahl SM. *Stahl's essential psychopharmacology*, third edition. New York, NY: Cambridge University Press; 2008. (Chapter 10)

Stahl SM, Mignon L. *Stahl's illustrated antipsychotics*, second edition. Carlsbad, CA: NEI Press; 2009. (Chapter 2)

Q 2-6

担当の医療提供者*は患者とその既往歴の十分な評価に基づき、従来型抗精神病薬による治療を開始しようと考えているが、まだどの薬物にするかは決めていない。次のうち、従来型抗精神病薬についてどれが最も正しいものはどれか？

A 治療効果の特性はきわめて類似しているが、副作用の特性が異なる。
B 治療効果と副作用の特性のどちらもきわめて類似している。
C 治療効果の特性は異なっているが、副作用の特性は類似している。
D 治療効果と副作用の特性のどちらも異なっている。

---

*訳注：医療提供者はcare providerの訳。米国では医療供給システムのなかで働く健保会社や病院や医師などを含んでいる。

❖ Q 2-6の答え

正解はA。

選択肢		同僚たちの解答
A	治療効果の特性はきわめて類似しているが，副作用の特性が異なる	69%
B	治療効果と副作用の特性のどちらもきわめて類似している	12%
C	治療効果の特性は異なっているが，副作用の特性は類似している	4%
D	治療効果と副作用の特性のどちらも異なっている	14%

A 正解。個々の作用は患者ごとに異なる可能性があり，一般に従来型抗精神病薬の主な作用機序は同様であり，治療効果の特性は大きくは異ならない。しかし，ムスカリン受容体，ヒスタミン受容体，αアドレナリン受容体に対するアンタゴニスト作用の程度など副次的な特性が異なっているため，その副作用が異なることもある。

B〜D 不正解。

文献

Schatzberg AF, Nemeroff CB. *Textbook of psychopharmacology*, fourth edition. Washington, DC: American Psychiatric Publishing, Inc.; 2009. (Chapter 27)
Stahl SM. *Stahl's essential psychopharmacology*, third edition. New York, NY: Cambridge University Press; 2008. (Chapter 10)
Stahl SM. *Stahl's essential psychopharmacology, the prescriber's guide*, fourth edition. New York, NY: Cambridge University Press; 2011. (Antipsychotic chapters)

Q 2-7

34歳の男性。ペルフェナジンによる治療期間中に乳汁分泌を経験するようになった。クエチアピンに変更したところ、この症状は治まった。次のうち、この副作用の消失に対する薬理学的な作用として、最も考えられるのはどれ？

A　ドーパミン2アンタゴニスト作用
B　セロトニン2Aアンタゴニスト作用
C　セロトニン2Cアンタゴニスト作用
D　ヒスタミン1アンタゴニスト作用

❖ Q 2-7の答え

正解はB。

選択肢		同僚たちの解答
A	ドーパミン2アンタゴニスト作用	48%
B	**セロトニン2Aアンタゴニスト作用**	**42%**
C	セロトニン2Cアンタゴニスト作用	7%
D	ヒスタミン1アンタゴニスト作用	3%

A 不正解。ドーパミン2受容体刺激はプロラクチン分泌を抑制する。したがって，ペルフェナジンなどのドーパミン2アンタゴニストはプロラクチン分泌を促進し，乳汁分泌を引き起こす可能性がある。

B 正解。セロトニン2A受容体刺激はプロラクチン分泌を促進する。セロトニン2Aアンタゴニストはドーパミン2アンタゴニストによるプロラクチン分泌に拮抗するため，ドーパミン2アンタゴニストとセロトニン2Aアンタゴニストを併用すると，プロラクチンの分泌促進作用を中和し，ドーパミン2アンタゴニスト作用のみによって引き起こされる乳汁分泌を減弱する。

C, D 不正解。クエチアピンはセロトニン2C受容体とヒスタミン1受容体のアンタゴニストでもある。両者ともいくつかの副作用に関連しているが，プロラクチン上昇における役割は確立していない。

文献

Schatzberg AF, Nemeroff CB. *Textbook of psychopharmacology*, fourth edition. Washington, DC: American Psychiatric Publishing, Inc.; 2009. (Chapters 28-33)

Stahl SM. *Stahl's essential psychopharmacology*, third edition. New York, NY: Cambridge University Press; 2008. (Chapter 10)

Stahl SM, Mignon L. *Stahl's illustrated antipsychotics*, second edition. Carlsbad, CA: NEI Press; 2009. (Chapter 2)

Q 2-8

30歳の統合失調症の女性。オランザピン 20 mg/日によりある程度の症状の改善を得ているが，幻聴が残存しているだけでなく，なお著しい陰性症状と認知症状がある。現在の投与量には十分耐えられており，彼女の精神保健提供者*は治療効果の増強を期待して増量を検討している。オランザピンの高用量(20 mg/日以上)と20 mg/日以下の投与量とを比べたとき，次のうち，正しいのはどれか？

A 対照試験で研究されていないが，理論的には効果は同等で副作用は増悪すると考えられている。
B 対照試験で研究されていないが，理論的には効果は増強し副作用は同等であると考えられている。
C いくつかの対照試験により，効果は同等で副作用は増悪すると示されている。
D いくつかの対照試験により，効果は増強し副作用は同等であると示されている。

---

*訳注：精神保健提供者はmental health providerの訳。さまざまな精神保健サービスを提供する専門家をいい，精神科医，心理士，ソーシャルワーカーなどが含まれる。

❖ Q 2-8の答え

正解はD。

選択肢		同僚たちの解答
A	対照試験で研究されていないが，理論的には効果は同等で副作用は増悪すると考えられている	15%
B	対照試験で研究されていないが，理論的には効果は増強し副作用は同等であると考えられている	16%
C	いくつかの対照試験により，効果は同等で副作用は増悪すると示されている	24%
D	**いくつかの対照試験により，効果は増強し副作用は同等であると示されている**	**44%**

厳密な研究は行われていないが，オランザピンの高用量投与に関する対照研究がいくつか行われている。これらの研究では，高用量投与により効果は増強されるが，副作用は増悪されないことが示唆されている。

文献

Schatzberg AF, Nemeroff CB. *Textbook of psychopharmacology*, fourth edition. Washington, DC: American Psychiatric Publishing, Inc.; 2009. (Chapters 28-33)
Stahl SM. *Stahl's essential psychopharmacology*, third edition. New York, NY: Cambridge University Press; 2008. (Chapter 10)
Stahl SM. *Stahl's essential psychopharmacology, the prescriber's guide*, fourth edition. New York, NY: Cambridge University Press; 2011. (Antipsychotic chapters)
Stahl SM, Mignon L. *Stahl's illustrated antipsychotics*, second edition. Carlsbad, CA: NEI Press; 2009. (Chapter 4)

Q 2-9

24歳の女性。著明な認知症状や社会機能の低下を伴い，統合失調症の治療のために評価を受けている。彼女の医療提供者は，セロトニン1Aアゴニスト作用の特徴をともにもつziprasidone，クエチアピン，あるいはアリピプラゾールによる治療を検討している。この受容体結合特性は統合失調症における臨床効果をもつと期待されているが，その効果に最も類似しているのはどれか？

A　セロトニン2Aアンタゴニスト作用
B　ドーパミン2アンタゴニスト作用
C　ヒスタミン1アンタゴニスト作用
D　セロトニントランスポーター阻害

❖ Q 2-9の答え

正解はA。

選択肢		同僚たちの解答
A	セロトニン2Aアンタゴニスト作用	46%
B	ドーパミン2アンタゴニスト作用	23%
C	ヒスタミン1アンタゴニスト作用	2%
D	セロトニントランスポーター阻害	28%

A 正解。セロトニン1A部分アゴニスト作用とセロトニン2Aアンタゴニスト作用の正味の効果は類似している。すなわち，ドーパミン遊離を促進することで，錐体外路系副作用，高プロラクチン血症，認知症状，陰性症状を改善するかもしれない。
B 不正解。セロトニン1A部分アゴニスト作用はドーパミン遊離を促進するが，ドーパミン2アンタゴニスト作用はドーパミン2受容体刺激を阻害する。したがって，これらの機序によっては類似の臨床効果はもたらされないであろう。
C 不正解。セロトニン1A部分アゴニスト作用とヒスタミン1アンタゴニスト作用によっては類似の臨床効果はもたらされない。
D 不正解。セロトニン1A部分アゴニスト作用とセロトニントランスポーター阻害作用によっては類似の臨床効果はもたらされない。

文献

Schatzberg AF, Nemeroff CB. *Textbook of psychopharmacology*, fourth edition. Washington, DC: American Psychiatric Publishing, Inc.; 2009. (Chapters 28-33)
Stahl SM. *Stahl's essential psychopharmacology*, third edition. New York, NY: Cambridge University Press; 2008. (Chapter 10)
Stahl SM. *Stahl's essential psychopharmacology, the prescriber's guide*, fourth edition. New York, NY: Cambridge University Press; 2011. (Antipsychotic chapters)
Stahl SM, Mignon L. *Stahl's illustrated antipsychotics*, second edition. Carlsbad, CA: NEI Press; 2009. (Chapter 4)

Q 2-10

34歳の統合失調症の男性。抗精神病薬に対して部分的な反応しか得られず，副作用の既往がある。たとえば，ziprasidoneによる激越，クエチアピンによる鎮静，リスペリドンによる起立性低血圧，アリピプラゾールによる胃腸障害などである。彼の主治医はiloperidoneを処方し，添付文書にある投与スケジュールに従って治療を開始した。iloperidoneの投与スケジュールの理論的根拠は何か？

A 激越を最小化する。
B 鎮静を最小化する。
C 起立性低血圧を防ぐ。
D 胃腸障害を防ぐ。

❖ Q 2-10の答え

正解はC。

選択肢		同僚たちの解答
A	激越を最小化する	9%
B	鎮静を最小化する	16%
C	**起立性低血圧を防ぐ**	**70%**
D	胃腸障害を防ぐ	6%

C 正解。iloperidoneでは，起立性低血圧を防ぐため，きわめて緩徐な増量スケジュールがある。この副作用は理論的には強力なα_1アンタゴニスト作用によると考えられている。

A 不正解。激越はiloperidoneのよくある副作用ではなく，急速な増量で生じやすいという徴候もない。

B 不正解。鎮静はiloperidoneによって起こる可能性があるが，この薬物に推奨される緩徐な投与量の増量は鎮静のリスクとは関係しない。

D 不正解。胃腸障害はiloperidoneで特によくみられる副作用ではなく，緩徐な滴定スケジュールで生じるわけではない。

文献

Schatzberg AF, Nemeroff CB. *Textbook of psychopharmacology*, fourth edition. Washington, DC: American Psychiatric Publishing, Inc.; 2009. (Chapters 28-33)

Stahl SM. *Stahl's essential psychopharmacology*, third edition. New York, NY: Cambridge University Press; 2008. (Chapter 10)

Stahl SM. *Stahl's essential psychopharmacology, the prescriber's guide*, fourth edition. New York, NY: Cambridge University Press; 2011. (Antipsychotic chapters)

Stahl SM, Mignon L. *Stahl's illustrated antipsychotics*, second edition. Carlsbad, CA: NEI Press; 2009. (Chapter 4)

Q 2-11

非定型抗精神病薬を6か月服用している患者。服用前と比べて体重が10 kg増加したことに悩んでいる。次のうち，この患者の代謝変化に最も寄与が大きい薬理学的特性はどれか？

A　ドーパミン2アンタゴニスト作用
B　セロトニン2Aアンタゴニスト作用
C　セロトニン2Cアンタゴニスト作用
D　α_1アンタゴニスト作用

❖ Q 2-11の答え

正解はC。

選択肢		同僚たちの解答
A	ドーパミン2アンタゴニスト作用	4%
B	セロトニン2Aアンタゴニスト作用	10%
C	**セロトニン2Cアンタゴニスト作用**	**75%**
D	α_1アンタゴニスト作用	11%

A 不正解。ドーパミン2アンタゴニスト作用は治療効果と副作用の両方に関係しているが，体重増加とは関連しない。

B 不正解。セロトニン2Aアンタゴニスト作用は体重増加のリスクとは関連しない。

C 正解。セロトニン2Cアンタゴニスト作用は体重増加のリスクと関連している。おそらく視床下部の摂食中枢の刺激が部分的に関与しており，ヒスタミン1アンタゴニスト作用が加わることで体重増加を起こすものと考えられている。

D 不正解。α_1アンタゴニスト作用は副作用と関係するが，体重増加とは関連しない。

文献

Schatzberg AF, Nemeroff CB. *Textbook of psychopharmacology*, fourth edition. Washington, DC: American Psychiatric Publishing, Inc.; 2009. (Chapter 34)

Stahl SM. *Stahl's essential psychopharmacology*, third edition. New York, NY: Cambridge University Press; 2008. (Chapter 10)

Stahl SM. *Stahl's essential psychopharmacology, the prescriber's guide*, fourth edition. New York, NY: Cambridge University Press; 2011. (Antipsychotic chapters)

Stahl SM, Mignon L. *Stahl's illustrated antipsychotics*, second edition. Carlsbad, CA: NEI Press; 2009. (Chapter 3)

Q 2-12

38歳の女性。約2年前に統合失調症の診断を受け，さまざまな治療薬を用いた複数の治療法が試みられてきた。ここ数か月はハロペリドールでよい反応が維持されていたが，2週間前からパーキンソン症候を表す軽微な運動症状を示すようになった。次のうち，この患者に対して最も適切な補助薬はどれか？

A　コリンエステラーゼ阻害薬
B　ムスカリン1アンタゴニスト
C　α_1アゴニスト
D　ヒスタミン1アンタゴニスト

❖ Q 2-12の答え

正解はB。

選択肢	同僚たちの解答
A コリンエステラーゼ阻害薬	19%
B ムスカリン1アンタゴニスト	**63%**
C α_1アゴニスト	5%
D ヒスタミン1アンタゴニスト	13%

錐体外路系副作用 extrapyramidal side effect(EPS)は，黒質線条体経路における相対的なドーパミンの欠乏と過剰なアセチルコリンの増加に関連している。したがって，ドーパミン利用度を高めるか，アセチルコリンを減少させることで，EPSは軽減できると期待されている。

A 不正解。コリンエステラーゼ阻害薬はアセチルコリン代謝を低下させるため，アセチルコリンをさらに増加させる。

B 正解。ムスカリン1アンタゴニストはアセチルコリンとムスカリン1受容体との結合を阻害することで，アセチルコリンの作用を減弱させ，EPSを軽減させる可能性がある。

C 不正解。ハロペリドールはα_1アンタゴニストである。したがって，α_1アゴニストはこの作用を逆転させる可能性がある。しかし，アドレナリン系はアカシジアなどの他のEPSと関連が大きいため，この患者に使用しても現症は軽減できないと考えられる（β遮断薬はアカシジアの治療に有用である）。

D 不正解。ヒスタミン系はEPSの発症や改善に関連していない。いくつかの抗ヒスタミン薬にはムスカリン1アンタゴニスト作用をもつものもあるが，そのヒスタミン1アンタゴニスト作用はEPSに関与しない。

文献

Schatzberg AF, Nemeroff CB. *Textbook of psychopharmacology*, fourth edition. Washington, DC: American Psychiatric Publishing, Inc.; 2009. (Chapter 34)

Stahl SM. *Stahl's essential psychopharmacology*, third edition. New York, NY: Cambridge University Press; 2008. (Chapter 10)

Stahl SM. *Stahl's essential psychopharmacology, the prescriber's guide*, fourth edition. New York, NY: Cambridge University Press; 2011. (Antipsychotic chapters)

Stahl SM, Mignon L. *Stahl's illustrated antipsychotics*, second edition. Carlsbad, CA: NEI Press; 2009. (Chapter 3)

Q 2-13

45歳の統合失調症の男性。妻に付き添われて診察を受けに来た。オランザピン 20 mg/日とアリピプラゾール 10 mg/日で維持されているにもかかわらず、ときに破綻して幻覚が現れることがあると妻は訴えている。尋ねてみると、患者は2年間の禁煙していたが、最近また喫煙し始めたことがわかった。次のうち、この患者に最も予想される臨床検査結果はどれか？

A アリピプラゾールの血漿中濃度のみ減少
B オランザピンの血漿中濃度のみ減少
C アリピプラゾールとオランザピンの両方の血漿中濃度の減少

❖ Q 2-13の答え

正解はB。

選択肢	同僚たちの解答
A アリピプラゾールの血漿中濃度のみ減少	4%
B オランザピンの血漿中濃度のみ減少	**67%**
C アリピプラゾールとオランザピンの両方の血漿中濃度の減少	29%

A 不正解。アリピプラゾールはCYP450 1A2で代謝されないため，喫煙などによってCYP450 1A2の誘導が開始されても，血漿中濃度が減少することはないと考えられる。

B 正解。オランザピンはCYP450 1A2で代謝されるため，喫煙などによってCYP450 1A2の誘導が開始されると血漿中濃度が減少すると考えられる。

C 不正解。すでに説明したように，オランザピンの血漿中濃度は減少するが，アリピプラゾールの血漿中濃度は減少しないと考えられる。

文献

Schatzberg AF, Nemeroff CB. *Textbook of psychopharmacology*, fourth edition. Washington, DC: American Psychiatric Publishing, Inc.; 2009. (Chapters 28-33)

Stahl SM. *Stahl's essential psychopharmacology*, third edition. New York, NY: Cambridge University Press; 2008. (Chapter 10)

Stahl SM. *Stahl's essential psychopharmacology, the prescriber's guide*, fourth edition. New York, NY: Cambridge University Press; 2011. (Antipsychotic chapters)

Stahl SM, Mignon L. *Stahl's illustrated antipsychotics*, second edition. Carlsbad, CA: NEI Press; 2009. (Chapter 4)

Q 2-14

38歳の男性。14年前に統合失調症と診断され,病気の経過中いくつかの抗精神病薬による治療が行われたが,いずれも部分的な反応で重篤な副作用はなかった。現在彼は幻覚や妄想の急性増悪を示している。また,最近消化器疾患のため腸切除を受けており,血中濃度から十分に薬物を吸収できていないことがわかった。この患者に対する治療選択肢の1つとして,大胆な抗精神病薬の経口投与が考えられる。この対処法以外で,次のうち,吸収における問題を回避するための適切な剤形があり,長期的に作用する抗精神病薬はどれか?

A asenapine,パリペリドン,リスペリドン
B パリペリドン,リスペリドン,クエチアピン
C リスペリドン,クエチアピン,ziprasidone
D クエチアピン,ziprasidone,asenapine

文献

Schatzberg AF, Nemeroff CB. *Textbook of psychopharmacology*, fourth edition. Washington, DC: American Psychiatric Publishing, Inc.; 2009. (Chapter 55)
Stahl SM. *Stahl's essential psychopharmacology*, third edition. New York, NY: Cambridge University Press; 2008. (Chapter 10)
Stahl SM. *Stahl's essential psychopharmacology, the prescriber's guide*, fourth edition. New York, NY: Cambridge University Press; 2011. (Antipsychotic chapters)
Stahl SM. *Case studies: Stahl's essential psychopharmacology*. New York, NY: Cambridge University Press; 2011.
Stahl SM, Mignon L. *Stahl's illustrated antipsychotics*, second edition. Carlsbad, CA: NEI Press; 2009. (Chapter 5)

❖ Q 2-14の答え

正解はA。

選択肢		同僚たちの解答
A	asenapine, パリペリドン, リスペリドン	80%
B	パリペリドン, リスペリドン, クエチアピン	8%
C	リスペリドン, クエチアピン, ziprasidone	9%
D	クエチアピン, ziprasidone, asenapine	3%

A 正解。薬物の吸収が困難な患者の血中濃度を治療域に到達させるために、大量の経口,経腸,舌下,あるいは坐剤投与などを行う。asenapineには舌下錠,パリペリドン*には4週間型デポ剤,リスペリドンには2週間型筋注用デポ剤がある。オランザピンの4週間型デポ剤は米国食品医薬品局に承認されたばかりである。デポ剤がある他の抗精神病薬には,flupenthixol, フルフェナジン,ハロペリドール, pipothiazine, zuclopenthixolなどがある。クロザピン,オランザピン,リスペリドンには口腔内崩壊錠があるが,これらは舌下ではなく,腸で吸収されるため嚥下する必要がある。クロルプロマジンには坐剤があり,他の抗精神病薬も坐剤になりうる可能性がある。

　アリピプラゾールの4週間型デポ剤は後期臨床開発まで進んでおり,パリペリドンは新たに12週間型デポ剤が研究されている。iloperidoneの4週間型デポ剤は前期臨床試験が行われている。

B 不正解。パリペリドンとリスペリドンはどちらも使用できるが,クエチアピンは経口剤しかない。

C 不正解。リスペリドンは使用できるが,クエチアピンは経口剤しかない。ziprasidoneには筋注用製剤があり,吸収の問題を回避できる可能性はあるが,これは急性の激越に対して使用されるもので,長期間投与されるものではない。

D 不正解。asenapineは使用できるが,クエチアピンとziprasidoneは使用できない(上述)。

文献は前ページ。

---

*訳注:日本ではオランザピンの徐放性製剤,およびflupenthixol, pipothiazine, zuclopenthixolなどは市販されていない。またクロザピンの口腔内崩壊錠やクロルプロマジンの坐剤も市販されていない。

Q 2-15

最近統合失調症と診断された28歳の男性。肥満度指数 body mass index(BMI)は30，空腹時トリグリセリド値は220 mg/dL，空腹時血糖値は114 mg/dLである。次のうち，この患者の代謝特性を悪化させる可能性の最も低い薬物はどれか？

A　オランザピン
B　クエチアピン
C　リスペリドン
D　ziprasidone

❖ Q 2-15の答え

正解はD。

選択肢	同僚たちの解答
A オランザピン	9%
B クエチアピン	3%
C リスペリドン	3%
D ziprasidone	**85%**

A 不正解。オランザピンは体重増加や代謝リスクと最も関係の深い抗精神病薬の1つであり，代謝リスクをまず考慮しなければならない患者に対しては第1選択とはならない。

B 不正解。クエチアピンは体重増加や高トリグリセリド値をもたらす可能性があり，代謝リスクをまず考慮しなければならない患者に対しては第2選択となる。

C 不正解。リスペリドンは体重増加や高トリグリセリド値をもたらす可能性があり，代謝リスクをまず考慮しなければならない患者に対しては第2選択となる。

D 正解。ziprasidoneは一般に体重変化には影響がないと考えられており，トリグリセリド値を低下させることが示されている。したがって，代謝リスクをまず考慮しなければならない患者に対して推奨される。

文献

Schatzberg AF, Nemeroff CB. *Textbook of psychopharmacology*, fourth edition. Washington, DC: American Psychiatric Publishing, Inc.; 2009. (Chapter 55)

Stahl SM. *Stahl's essential psychopharmacology*, third edition. New York, NY: Cambridge University Press; 2008. (Chapter 10)

Stahl SM. *Stahl's essential psychopharmacology, the prescriber's guide*, fourth edition. New York, NY: Cambridge University Press; 2011. (Antipsychotic chapters)

Stahl SM. *Case studies: Stahl's essential psychopharmacology.* New York, NY: Cambridge University Press; 2011.

Stahl SM, Mignon L. *Stahl's illustrated antipsychotics*, second edition. Carlsbad, CA: NEI Press; 2009. (Chapter 5)

Q 2-16

統合失調症の患者。薬物治療により安定しているが，1日中だるくて眠いあまり，もう服用したくないと訴えている。次のうち，薬物変更で最も鎮静を引き起こしにくい薬物はどれか？

A　アリピプラゾール
B　オランザピン
C　パリペリドン
D　ペルフェナジン

❖ Q 2-16の答え

正解はA。

選択肢	同僚たちの解答
A アリピプラゾール	93%
B オランザピン	0%
C パリペリドン	4%
D ペルフェナジン	2%

A 正解。アリピプラゾールは鎮静のリスクが低く，特に鎮静を避けることを望んでいる患者に推奨される選択肢である。

B 不正解。鎮静はオランザピンによくみられる副作用である。一過性の場合もあるが，ほかにより鎮静のリスクの低い選択肢がある。

C 不正解。パリペリドンは他の抗精神病薬ほど鎮静のリスクが大きくはなく，またオランザピンのように一過性の場合もあるが，ほかにより鎮静のリスクの低い選択肢がある。

D 不正解。ペルフェナジンは高力価のフェノチアジン系薬であり，低力価のフェノチアジン系薬よりも鎮静のリスクが低い。しかし，鎮静は比較的よくある副作用である。

文献

Schatzberg AF, Nemeroff CB. *Textbook of psychopharmacology*, fourth edition. Washington, DC: American Psychiatric Publishing, Inc.; 2009. (Chapter 55)

Stahl SM. *Stahl's essential psychopharmacology*, third edition. New York, NY: Cambridge University Press; 2008. (Chapter 10)

Stahl SM. *Stahl's essential psychopharmacology, the prescriber's guide*, fourth edition. New York, NY: Cambridge University Press; 2011. (Antipsychotic chapters)

Stahl SM. *Case studies: Stahl's essential psychopharmacology*. New York, NY: Cambridge University Press; 2011.

Stahl SM, Mignon L. *Stahl's illustrated antipsychotics*, second edition. Carlsbad, CA: NEI Press; 2009. (Chapter 5)

Q 2-17

27歳の男性。8週間前からリスペリドンで治療されていたが，クエチアピンへの変更が検討されている。この状況で，推奨される変更法はどれか？

A クエチアピンを有効用量まで増量していく期間はリスペリドンを治療用量に維持し，その後リスペリドンを中止する。
B リスペリドンを中止し，クエチアピンを有効用量まで増量していく期間はベンゾジアゼピンで増強し，その後，ベンゾジアゼピンを中止する。
C 患者が満足できる反応を達成できるまで，リスペリドンとクエチアピンの交差増量 cross-tatrationを行い，その後両薬物をそれぞれ適切な投与量で維持する。
D リスペリドンを中止し，クエチアピンが有効用量に達するまで交差増量を行う。

❖ Q 2-17の答え

正解はD。

選択肢		同僚たちの解答
A	クエチアピンを有効用量まで増量していく期間はリスペリドンを治療用量に維持し,その後リスペリドンを中止する	13%
B	リスペリドンを中止し,クエチアピンを有効用量まで増量していく期間はベンゾジアゼピンで増強し,その後,ベンゾジアゼピンを中止する	2%
C	患者が満足できる反応を達成できるまで,リスペリドンとクエチアピンの交差増量を行い,その後両薬物をそれぞれ適切な投与量で維持する	2%
D	**リスペリドンを中止し,クエチアピンが有効用量に達するまで交差増量を行う**	**84%**

A 不正解。1つの抗精神病薬を増量していく期間に,他の抗精神病薬を十分な治療用量で維持することは,副作用のリスクを増大させるため一般に推奨されない。

B 不正解。鎮静作用のある抗精神病薬から鎮静作用のない抗精神病薬に変更するときには,ベンゾジアゼピンによる増強が推奨される。しかし,リスペリドンとクエチアピンはどちらも鎮静作用があるため,この場合はベンゾジアゼピンによる増強は必要ないと考えられる。

C 不正解。長期間の多剤併用療法を試みる前に,交差増量を完了させるほうがよい。

D 正解。代償不全と副作用の両方のリスクが減少するので,この場合は交差増量が推奨される。

文献

Schatzberg AF, Nemeroff CB. *Textbook of psychopharmacology*, fourth edition. Washington, DC: American Psychiatric Publishing, Inc.; 2009. (Chapter 55)

Stahl SM. *Stahl's essential psychopharmacology*, third edition. New York, NY: Cambridge University Press; 2008. (Chapter 10)

Stahl SM. *Stahl's essential psychopharmacology, the prescriber's guide*, fourth edition. New York, NY: Cambridge University Press; 2011. (Antipsychotic chapters)

Stahl SM. *Case studies: Stahl's essential psychopharmacology*. New York, NY: Cambridge University Press; 2011.

Stahl SM, Mignon L. *Stahl's illustrated antipsychotics*, second edition. Carlsbad, CA: NEI Press; 2009. (Chapter 5)

Q 2-18

16歳の女性。彼女は，隣人からスパイされていて，その観察記録を政府に提出されていると主張しているため，母親によって病院に連れてこられた。医学的な評価の結果，彼女は統合失調症と診断され，リスペリドンが処方された。次のうち，この患者に適切な治療用量はどれか？

A　0.5 mg/日
B　3 mg/日
C　6 mg/日
D　12 mg/日

❖ Q 2-18の答え

正解はB。

選択肢	同僚たちの解答
A 0.5 mg/日	5%
B 3 mg/日	70%
C 6 mg/日	25%
D 12 mg/日	1%

A 不正解。0.5 mg/日は統合失調症の青年期患者(13〜17歳)に対する推奨開始用量であるが，推奨治療用量はこれより高い。

B 正解。3 mg/日は統合失調症の青年期患者(13〜17歳)に対する推奨治療用量である。

C 不正解。6 mg/日は統合失調症の成人患者に対する推奨治療用量内である。しかし，青年期患者の研究では，投与量を3 mg/日以上にすると副作用は増悪するが，効果は増強しないことが示された。

D 不正解。6 mg/日以上は青年期の統合失調症患者では研究されていない。

文献

Schatzberg AF, Nemeroff CB. *Textbook of psychopharmacology*, fourth edition. Washington, DC: American Psychiatric Publishing, Inc.; 2009. (Chapters 62-65)

Stahl SM. *Stahl's essential psychopharmacology*, third edition. New York, NY: Cambridge University Press; 2008. (Chapter 10)

Stahl SM. *Stahl's essential psychopharmacology, the prescriber's guide*, fourth edition. New York, NY: Cambridge University Press; 2011. (Antipsychotic chapters)

Q 2-19

34歳の統合失調症の女性。鎮静作用があるセロトニン2A/ドーパミン2アンタゴニスト serotonin 2A/dopamine 2 antagonist(SDA)に対して反応性が悪く忍容性も低いため，彼女の主治医は鎮静作用がないドーパミン部分アゴニスト dopamine partial agonist(DPA)への変更を検討している。どの交差増量戦略が望ましいであろうか？

A　DPAを漸増しながら，同時にSDAを漸減する。
B　DPAを漸増していき十分量に達するまでは，SDAの投与量を維持し，その後SDAを漸減する。
C　ベンゾジアゼピンの投与を開始し，その後DPAを漸増しながら，同時にSDAを漸減する。

❖ Q 2-19の答え

正解はB。

選択肢		同僚たちの解答
A	DPAを漸増しながら，同時にSDAを漸減する	52%
B	**DPAを漸増していき十分量に達するまでは，SDAの投与量を維持し，その後SDAを漸減する**	36%
C	ベンゾジアゼピンの投与を開始し，その後DPAを漸増しながら，同時にSDAを漸減する	12%

B 正解。オランザピンなどのSDAからアリピプラゾールなどのDPAに変更するときには，破綻症状が生じやすい。この場合，3〜12週かけてDPAを徐々に増量する間は，十分な投与量でSDAを維持するのが最善である。その後，SDAは2〜6週かけて徐々に減量する。SDAからDPAへの移行期間にベンゾジアゼピンを追加し，患者が安定したら中止することも有益かもしれない。しかし，忍容性が低いために鎮静作用があるSDAから鎮静作用がないDAPに変更する場合，両方の抗精神病薬とベンゾジアゼピンの多剤併用は，望ましくない副作用を引き起こすかもしれない。DPAに変更するときには，ドーパミン受容体が適応するまでに時間がかかることを留意する。したがって，十分な治療効果を得るためには，DPAの投与量に適応することが求められるであろう。

A，C 不正解。破綻症状を防ぐため，DPAの増量中はSDAの投与量を維持するのがよい。

文献

Stahl SM. *Stahl's essential psychopharmacology*, third edition. New York, NY: Cambridge University Press; 2008.

Stahl SM. *Stahl's essential psychopharmacology*: the prescriber's guide, fourth edition. New York, NY: Cambridge University Press; 2011.

Q 2-20

抑うつ症状の既往がある44歳の統合失調症の女性。ハロペリドール 15 mg/日を2年間服用していたが，その後遅発性ジスキネジアを発症した。次のうち，この遅発性ジスキネジアに対して薬理学的に最も適切な治療薬はどれか？

A アマンタジン
B benztropine
C ドネペジル
D レセルピン

❖ Q 2-20の答え

正解はA。

選択肢	同僚たちの解答
A アマンタジン	43%
B benztropine	43%
C ドネペジル	7%
D レセルピン	7%

遅発性ジスキネジアは，原因となっている薬物を中止してから6か月以上経過すると約3分の1の患者で回復する。回復しなかった患者に対しては，治療のため薬物を増量する。

A 正解。アマンタジンはドーパミンアンタゴニストであり，遅発性ジスキネジアに有効であることが予備検討で示されている。レセルピンやテトラベナジンなどの第1選択薬は抑うつ症状の既往がある患者には禁忌であるため，アマンタジンは第1選択薬ではないが，この患者には最適な治療薬である。

B 不正解。benztropineは中枢性抗コリン薬である。このような薬物は，薬物誘発性のパーキンソン症候を改善することもあるが，遅発性ジスキネジアを増悪させたり，その症状を隠蔽したりすることもある。抗コリン薬を中止すれば，この作用が可逆的に改善される可能性がある。

C 不正解。ドネペジルはコリンエステラーゼ阻害薬である。少数のデータでは，遅発性ジスキネジアには無視できる程度の効果しかみられていない。

D 不正解。レセルピンはドーパミン枯渇薬であり，遅発性ジスキネジアの第1選択薬と考えられている。しかし，抑うつ症状の既往のある患者には禁忌であるため，この患者には不適切である。

文献

Aia PG, Reveulta GJ, Cloud LJ, Factor SA. Tardive dyskinesia. *Curr Treat Options Neurol* 2011; 13(3): 231-41.

Q 2-21

24歳の統合失調症の女性。オランザピンによる治療によい反応を示している。しかし，彼女はここ9か月で体重が18 kg増加しており，他の抗精神病薬への変更を希望している。彼女の主治医は体重増加と代謝指標に影響が最も少ない抗精神病薬への変更を検討している。新しい抗精神病薬であるasenapine, iloperidone, lurasidoneなどのデータとして現時点で示されているのはどれか？

A これらはすべて体重増加や代謝指標に影響がない。
B これらはすべて臨床的に重要な体重増加や代謝指標の変化を起こす。
C 体重増加や代謝指標の変化を起こす特性がそれぞれ異なっている。

❖ Q2-21の答え

正解はC。

選択肢		同僚たちの解答
A	これらはすべて体重増加や代謝指標に影響がない	26%
B	これらはすべて臨床的に重要な体重増加や代謝指標の変化を起こす	0%
C	体重増加や代謝指標の変化を起こす特性がそれぞれ異なっている	74%

短期間の臨床試験では，プラセボ群と比較してlurasidone投与群は平均0.5～1kg体重が増加していた。しかし，52週間の臨床試験では体重が平均0.7kg減少していた。また，代謝指標に関して臨床的に有意な変化はみられなかった。したがって，臨床経験はまだ少ないが，lurasidoneは好ましい代謝特性をもつと考えられる。

統合失調症と双極性障害の患者を対象とした短期間の試験では，asenapine投与群の約5%（プラセボ群は0.5～2.0%）で，少なくとも体重の7%が増加した。一般に，asenapineは他の抗精神病薬よりも，代謝指標の変化は比較的少なく，代謝特性も良好である。

iloperidoneの体重増加と代謝特性はリスペリドンと同等である。短期間の臨床試験では，iloperidone投与群の12～18%（プラセボ群は4%）で，少なくとも体重の7%が増加した。また，iloperidoneはトリグリセリド値やコレステロール値に有意な変化を起こさなかった。

章全体の平均正答率

第2章の平均正答率は66%であった。

文献

Citrome L. Iloperidone, asenapine, and lurasidone: a brief overview of three new second-generation antipsychotics. *Postgrad Med* 2011; 123(2): 153-62.

Stahl SM. *Stahl's essential psychopharmacology*: the prescriber's guide, fourth edition. New York, NY: Cambridge University Press; 2011.

3 単極性うつ病と抗うつ薬

Q 3-1

26歳のうつ病の女性。8か月前に治療を終了したが，最近，興味の喪失，抑うつ気分，易刺激性などの症状が再び現れ始めた。一般的なコンセンサスによれば，彼女の現在の症状発現は，次のうちどれに分類されるか？

A 反応 response
B 寛解 remission
C 再燃 relapse
D 反復 recurrence*
E 回復 recovery

---

*訳注：recurrenceは再発と訳すことも可能であるが，DSM-IVの反復性うつ病に倣い，反復とした。

❖ Q 3-1の答え

正解はC。

選択肢		同僚たちの解答
A	反応	0%
B	寛解	0%
C	**再燃**	**62%**
D	反復	37%
E	回復	0%

A 不正解。反応は少なくとも症状の50％が改善された場合をいう。この患者は8か月前にこの反応(あるいはそれ以上の改善)が得られたかもしれないが，現在は治療に反応していない。

B 不正解。寛解は治療開始後最初の数か月(たとえば6か月)以内にうつ病の症状が消失する場合をいう。この寛解はこの患者に当てはまっていたように思えるが，現在患者は新たな症状の発現を訴えている。したがって，これは彼女の現状に対しては適用できない。

C 正解。再燃は寛解期にうつ病症状が再現した場合をいう。この患者の症状は，最初に治療に反応した8か月後に再現しているので，再燃とみなされる。

D 不正解。反復は寛解期に続く維持期に症状が再現した場合をいう。患者が最初の治療から1年以上無症状で経過した場合は，維持期(あるいは回復期)にあるという。この時期に抑うつ症状が再現した場合を反復という。

E 不正解。回復は1年以上無症状である場合をいう。

文献

Schatzberg AF, Nemeroff CB. *Textbook of psychopharmacology*, fourth edition. Washington, DC: American Psychiatric Publishing, Inc.; 2009. (Chapter 53)

Stahl SM. *Stahl's essential psychopharmacology*, third edition. New York, NY: Cambridge University Press; 2008. (Chapter 11)

Zimmerman M, McGlinchey JB, Posternak MA, Friedman M, Attiullah N, Boerescu D. How should remission from depression be defined? The depressed patient's perspective. *Am J Psychiatry* 2006; 163: 148-50.

Q 3-2

19歳の女性。自殺企図で入院し，院内での精神科診療を求めている。家族によれば，彼女は3年間重篤なうつ病にかかっているという。次のうち，彼女の無価値感と自殺傾向に最も関係が深いと考えられている脳部位はどこか？

A　扁桃体
B　側坐核
C　前脳基底部
D　視床下部

❖ Q 3-2の答え

正解はA。

選択肢	同僚たちの解答
A 扁桃体	56%
B 側坐核	17%
C 前脳基底部	19%
D 視床下部	8%

A 正解。扁桃体は，罪責感，自殺傾向，無価値感などに仮説上関与すると考えられている2つの脳部位のうちの1つである(もう1つは前頭前皮質)。
B 不正解。側坐核は，うつ病にかかわる楽しみ，興味，活動性(あるいはそれらの欠如)に関連すると考えられている。
C 不正解。前脳基底部はこれらの大うつ病 major depressive disorderの特異的な症状とは関係せず，記憶や覚醒に関連すると考えられている。
D 不正解。視床下部は，うつ病に関する睡眠と食欲に関連すると考えられているが，この患者の症状には直接関係していない。

文献

Schatzberg AF, Nemeroff CB. *Textbook of psychopharmacology*, fourth edition. Washington, DC: American Psychiatric Publishing, Inc.; 2009. (Chapter 45)
Stahl SM. *Stahl's essential psychopharmacology*, third edition. New York, NY: Cambridge University Press; 2008. (Chapter 11)

Q 3-3

38歳のうつ病の患者。幸福感の喪失，興味の喪失，恐怖/不安，易刺激性の症状がみられた。次のうち，うつ病のこれらの症状を最も適切に説明しているのはどれか？

A 陰性感情の増強
B セロトニン系の機能不全
C ドーパミン系の機能不全
D 上記のすべて
E 上記のいずれでもない

❖ Q 3-3の答え

正解はD。

選択肢	同僚たちの解答
A　陰性感情の増強	5%
B　セロトニン系の機能不全	20%
C　ドーパミン系の機能不全	3%
D　上記のすべて	**69%**
E　上記のいずれでもない	2%

A 不正解。陰性感情の増強は，この患者にもいくつか認められる罪責感/嫌悪感，恐怖/不安，敵意，易刺激性，孤独感などの症状を含むことがある。

B 不正解。セロトニン系の機能不全は，陰性感情の増強に関係すると考えられる。

C 不正解。ドーパミン系の機能不全は，陽性感情の減退に関係すると考えられる。

D 正解。この患者の経験した症状は，選択肢A～Cのそれぞれで最もよく説明されている。

E 不正解。選択肢A～Dはすべてこの患者の経験した症状に関連している可能性がある。

文献

Schatzberg AF, Nemeroff CB. *Textbook of psychopharmacology*, fourth edition. Washington, DC: American Psychiatric Publishing, Inc.; 2009. (Chapter 45)

Stahl SM. *Stahl's essential psychopharmacology*, third edition. New York, NY: Cambridge University Press; 2008. (Chapter 11)

Q 3-4

44歳の男性。うつ病のためパロキセチンを服用していたが，性機能障害を経験している。彼はアカシジアと浮動感を感じた時点で薬物療法の中止を選択している。次のうち，この副作用と離脱症状に関係がある特性はどれか？

A　CYP450 3A4の阻害
B　一酸化窒素合成酵素 nitric oxide synthase(NOS)の阻害
C　抗コリン作用
D　AとB
E　BとC

❖ Q 3-4の答え

正解はE。

選択肢	同僚たちの解答
A　CYP450 3A4の阻害	6%
B　NOSの阻害	6%
C　抗コリン作用	23%
D　AとB	9%
E　BとC	**56%**

A，D 不正解。CYP450 3A4の阻害は，パロキセチンの薬物動態学的特性にはない。しかし，パロキセチンはCYP450 2D6の基質となり，阻害薬として働くため，パロキセチンを中止すると薬物の血漿中濃度が急速に低下することがある。これが離脱症状に関与することがある。

B，C それぞれは正解。NOSの阻害はこの患者における性機能障害に関与しているであろう。パロキセチンの抗コリン作用は，パロキセチン中止時の抗コリン系リバウンドによって生じる患者のアカシジアや浮動感に関連するかもしれない。

E 正解。BとCが正しい。

文献

Schatzberg AF, Nemeroff CB. *Textbook of psychopharmacology*, fourth edition. Washington, DC: American Psychiatric Publishing, Inc.; 2009. (Chapters 13-17, 19, 21-23)

Stahl SM. *Stahl's essential psychopharmacology*, third edition. New York, NY: Cambridge University Press; 2008. (Chapter 12)

Stahl SM. *Stahl's essential psychopharmacology*, the prescriber's guide, fourth edition. New York, NY: Cambridge University Press; 2011. (Antidepressant chapters)

Q 3-5

57歳の閉経期の女性。抑うつ気分，喜びの喪失，身体的な傷害が認められないにもかかわらず広範な痛みを伴う身体症状，血管運動性症状 vasomotor symptom (VMS)を訴えている。次のうち，これらの症状の治療に対して最近承認された治療薬はどれか？

A bupropion
B desvenlafaxine
C デュロキセチン
D パロキセチン

❖ Q 3-5の答え

正解はB。

選択肢	同僚たちの解答
A bupropion	3%
B desvenlafaxine	48%
C デュロキセチン	48%
D パロキセチン	2%

A 不正解。bupropionはノルエピネフリン・ドーパミン再取り込み阻害薬 norepinephrine and dopamine reuptake inhibitor (NDRI) で，VMSの治療については研究されていない。したがって，bupropionはうつ病に対しては有効かもしれないが，VMSに対する有効性は未知である。

B 正解。desvenlafaxineはセロトニン・ノルエピネフリン再取り込み阻害薬 serotonin norepinephrine reuptake inhibitor (SNRI) およびvenlafaxineの活性代謝物であり，うつ病の治療だけでなく，閉経期女性のVMSの治療にも有用である。さらに，線維筋痛症などの慢性疼痛の治療にも試みられている。

C 不正解。デュロキセチンはSNRIであり，これもうつ病の治療に有用な選択肢である。また，慢性疼痛でも研究されており，糖尿病性末梢性神経障害への適応が承認されている。しかし，VMSに対する有効性は未知である。

D 不正解。パロキセチンは選択的セロトニン再取り込み阻害薬 selective serotonin reuptake inhibitor (SSRI) で，うつ病に対する有効性は証明されているが，VMSの治療に関してはまだ広く研究されていない。SSRIであるため，VMSに対してはSNRIよりも有効性が低い可能性が高い。

文献

Deecher DC, Beyer CE, Johnston G et al. Desvenlafaxine succinate: a new serotonin and norepinephrine reuptake inhibitor. *J Pharmacol Exp Ther* 2006; 318(2): 657-65.

Schatzberg AF, Nemeroff CB. *Textbook of psychopharmacology*, fourth edition. Washington, DC: American Psychiatric Publishing, Inc.; 2009. (Chapters 62-65)

Q 3-6

44歳の単極性うつ病の女性。ここ1か月間体重が増加したと訴えている。彼女はミルタザピン 30 mg/日を服用し，認知機能と睡眠の改善がみられたが，体重増加を好ましく思っていない。次のうち，この副作用の原因となりうる特性はどれか？

A　セロトニン2A受容体の阻害
B　セロトニン2C受容体の阻害
C　ヒスタミン1受容体の阻害
D　AとC
E　BとC

❖ Q 3-6の答え

正解はE。

選択肢		同僚たちの解答
A	セロトニン2A受容体の阻害	2%
B	セロトニン2C受容体の阻害	4%
C	ヒスタミン1受容体の阻害	18%
D	AとC	14%
E	**BとC**	**62%**

ミルタザピンはノルアドレナリン作動性・特異的セロトニン作動性抗うつ薬 noradrenergic and specific serotonergic antidepressant(NaSSA)であり、主な薬理特性としてα_2アンタゴニスト作用がある。ミルタザピンによってシナプス前領域のα_2ヘテロ受容体が阻害されると、セロトニンが遊離される。これにより、すべてのセロトニン受容体が活性化される可能性があり、この受容体の刺激と関連する副作用が生じる。しかし、ミルタザピンはいくつかのセロトニン受容体を阻害するため、これらの受容体の刺激と関連する多くの副作用は避けることができる。

A, D 不正解。セロトニン2A受容体の阻害は体重増加と関連しない。
B, C それぞれは正解。セロトニン2C受容体阻害は体重増加と関連するが、ヒスタミン1アンタゴニスト作用と組み合わさったときだけ無視できない程度になる。
E 正解。BとCが正しい。すなわち、セロトニン2C受容体とヒスタミン1受容体を同時に阻害することが、患者の体重増加に最も関係するミルタザピンの特徴である。

文献

Kroeze WK, Hufeisen SJ, Popadak BA et al. H_1-histamine receptor affinity predicts short-term weight gain for typical and atypical antipsychotic drugs. *Neuropsychopharmacology* 2003; 28(3): 519-26.

Schatzberg AF, Nemeroff CB. *Textbook of psychopharmacology*, fourth edition. Washington, DC: American Psychiatric Publishing, Inc.; 2009. (Chapters 13-17, 19, 21-23)

Stahl SM. *Stahl's essential psychopharmacology*, third edition. New York, NY: Cambridge University Press; 2008. (Chapter 12)

Q 3-7

36歳のうつ病の患者。機能的MRI所見において，腹内側前頭前皮質の活動性の亢進が認められた。次のうち，前頭前皮質領域における錐体細胞からの過剰なグルタミン酸遊離を防ぎ，錐体細胞機能を助けることができる薬物として最適と理論的に考えられているものはどれか？

A　選択的セロトニン再取り込み阻害薬(SSRI)
B　セロトニン・ノルアドレナリン再取り込み阻害薬(SNRI)
C　セロトニンアンタゴニスト/再取り込み阻害薬 serotonin antagonist/reuptake inhibitor(SARI)
D　ノルエピネフリン・ドーパミン再取り込み阻害薬(NDRI)

❖ Q 3-7の答え

正解はC。

選択肢		同僚たちの解答
A	SSRI	10%
B	SNRI	17%
C	**SARI**	**36%**
D	NDRI	37%

セロトニンは，セロトニン2A受容体を活性化することで，前頭前皮質における錐体細胞からのグルタミン酸遊離を促進し，セロトニン1A受容体を活性化することで，これを抑制する。したがって，セロトニン2A受容体を阻害するとグルタミン酸遊離が抑制され，また，セロトニンによるセロトニン1A受容体の活性化が増強されるため，グルタミン酸遊離抑制作用はさらに増強される。仮説上は，強力なセロトニン2Aアンタゴニスト作用特性と，セロトニントランスポーター serotonin transporter(SERT)阻害作用が同時に生じると，セロトニン1A受容体に結合するセロトニンの利用度を増加させ，セロトニン1A受容体によるグルタミン酸遊離抑制が増強することになるであろう。

A，B，D 不正解。SSRIとSNRIはSERTを阻害するが，セロトニン2A受容体は阻害しない。一方，NDRIはどちらも阻害しない。

C 正解。SARIはSERTとセロトニン2A受容体の両方を阻害するため，前頭前皮質における錐体細胞からのグルタミン酸遊離を調節するかもしれない。

文献

Schatzberg AF, Nemeroff CB. *Textbook of psychopharmacology*, fourthedition. Washington, DC: American Psychiatric Publishing, Inc.; 2009. (Chapters 13-17, 19, 21-23)

Stahl SM. *Stahl's essential psychopharmacology*, third edition. New York, NY: Cambridge University Press; 2008. (Chapter 12)

Stahl SM. *Stahl's essential psychopharmacology, the prescriber's guide*, fourth edition. New York, NY: Cambridge University Press; 2011. (Antidepressant chapters)

Q 3-8

49歳の男性。5年間前からうつ病治療のためにモノアミン酸化酵素 monoamine oxidase (MAO) 阻害薬を使用している。彼と妻の結婚30周年を祝した夕食の際，彼はグラス2杯のキャンティとチーズをふんだんに使ったイタリア料理を食べた。その結果，動悸，発汗，悪心，嘔吐，過度の血圧上昇がみられ始めたため，妻は救急室に彼を急いで連れて行った。医師は彼が現在どのような薬物を使用しているかを尋ねた。次のうち，これらの症状の原因として考えられるのはどれか？

A　セレギリンの経口剤 (10 mg/日)
B　セレギリンの経皮剤 (6 mg/日)＊
C　tranylcypromine (30 mg/日)
D　AとC
E　AとBとC

＊訳注：セレギリンの経皮剤は日本では発売されていない。

❖ Q 3-8の答え
正解はC。

選択肢		同僚たちの解答
A	セレギリンの経口剤(10 mg/日)	3%
B	セレギリンの経皮剤(6 mg/日)	0%
C	tranylcypromine(30 mg/日)	34%
D	AとC	39%
E	AとBとC	23%

MAO阻害薬を使用してる患者は食物中のチラミンにより高血圧クリーゼを起こす可能性がある。高チラミン食とは，通常1回の食事で40 mgのチラミンを含んでいることとされている。この患者はイタリア料理店で夕食を食べており，熟成したチーズに大量のチラミンが含まれていたと推測される。

A 不正解。低用量(10 mg/日など)のセレギリンの経口剤を使用している患者は，高チラミン食(MAO阻害薬を使用していない人に許容されている40 mgのチラミン)を摂取することができるが，この薬物ではおそらく抗うつ作用はみられないであろう。
B 不正解。治療用量(6 mg/日など)のセレギリンの経皮剤を服用している患者は，抗うつ効果を得られることがあり，またチラミンに対する反応を経験することなく高チラミン食に耐えることもできる。
C 正解。非選択的な不可逆的MAO阻害薬であるtranylcypromineを服用している患者は，10 mg程度のチラミンを摂取するだけでもチラミン反応を経験することがある。

文献

Gillman PK. Advances pertaining to the pharmacology and interactions of irreversible nonselective monoamine oxidase inhibitors. *J Clin Psychopharmacol* 2011; 31: 66-74.
Schatzberg AF, Nemeroff CB. *Textbook of psychopharmacology*, fourth edition. Washington, DC: American Psychiatric Publishing, Inc.; 2009. (Chapters 12, 18)
Stahl SM. *Stahl's essential psychopharmacology*, third edition. New York, NY: Cambridge University Press; 2008. (Chapter 12)
Stahl SM. *Stahl's essential psychopharmacology, the prescriber's guide*, fourth edition. New York, NY: Cambridge University Press; 2011. (Antidepressant chapters)
Wimbiscus M, Kostenkjo O, Malone D. MAO inhibitors: risks, benefits, and lore. *Cleveland Clinic J Med* 2010; 77(12): 859-82.

Q 3-9

56歳の大うつ病の男性。不整脈を起こし,心停止のおそれがあるため救急室に搬送された。病院内で彼はけいれんを起こしていた。彼の妻は,彼が薬を過量服用したかもしれないといっている。次のうち,この明らかな過量服用反応に最も関連が強い薬物はどれか？

A　クロミプラミン
B　アトモキセチン
C　フルボキサミン
D　venlafaxine

❖ Q 3-9の答え

正解はA。

選択肢		同僚たちの解答
A	クロミプラミン	84%
B	アトモキセチン	5%
C	フルボキサミン	4%
D	venlafaxine	7%

A 正解。クロミプラミンは三環系抗うつ薬 tricyclic antidepressant(TCA)で，過量服用によりこうした症状を引き起こしやすいであろう。TCAは脳と心臓の両方の電位依存性ナトリウムチャネル voltage-sensitive sodium channel(VSCC)を阻害する。治療用量ではこの作用は弱いが，過量では昏睡，けいれん，不整脈を起こし，致死的になることさえあるであろう。

B 不正解。アトモキセチンはノルエピネフリン再取り込み阻害薬 norepinephrine reuptake inhibitor(NRI)で，VSCCの阻害作用はなく，過量服用により重篤な心疾患を起こすことは知られていない。むしろ，鎮静，激越，活動亢進，異常行動，消化器症状などとの関与がよく報告されている。

C 不正解。フルボキサミンは選択的セロトニン再取り込み阻害薬(SSRI)で，VSCCの阻害作用はなく，通常は過量服用しても重篤な心疾患を引き起こすことはない。

D 不正解。venlafaxineはセロトニン・ノルアドレナリン再取り込み阻害薬(SNRI)である。SNRIは過量服用により心機能に影響を与える可能性があり，SSRIより死亡リスクが高いことを示唆するデータがいくつか報告されているが，過量服用による毒性はTCAよりも低い。

文献

Schatzberg AF, Nemeroff CB. *Textbook of psychopharmacology*, fourth edition. Washington, DC: American Psychiatric Publishing, Inc.; 2009. (Chapters 12, 18)

Stahl SM. *Stahl's essential psychopharmacology*, third edition. New York, NY: Cambridge University Press; 2008. (Chapter 12)

ThanacoodyHK, Thomas SH. Tricyclic antidepressant poisoning: cardiovascular toxicity. *Toxicol Rev* 2005; 24(3): 205-14.

Q 3-10

65歳の男性。慢性閉塞性肺疾患 chronic obstructive pulmonary disease(COPD)のためテオフィリンと,再発したうつ病エピソードのためフルボキサミンを服用しているが,テオフィリンの血中濃度が上昇したため,投与量を減らさなければならなくなった。次のうち,この原因として考えられる薬物動態学的な特性はどれか？

A フルボキサミンによるCYP450 1A2の阻害
B フルボキサミンによるCYP450 2D6の阻害
C フルボキサミンによるCYP450 3A4の阻害

❖ Q 3-10の答え

正解はA。

選択肢		同僚たちの解答
A	フルボキサミンによるCYP450 1A2の阻害	50%
B	フルボキサミンによるCYP450 2D6の阻害	31%
C	フルボキサミンによるCYP450 3A4の阻害	20%

A 正解。テオフィリンは部分的にCYP450 1A2で代謝される。フルボキサミンはCYP450 1A2を強力に阻害するため,両者を同時に投与するときには,テオフィリンの血中濃度の上昇を防ぐためにテオフィリンを減量する必要があるかもしれない。

B 不正解。すべての選択的セロトニン再取り込み阻害薬(SSRI)のなかで,フルボキサミンはCYP450 2D6との相互作用が最も弱いことが示されている。

C 不正解。フルボキサミンはCYP450 3A4を中等度に阻害するが,テオフィリンはCYP450 3A4の基質でも阻害薬でもないので,テオフィリンの血中濃度に影響を与えるはずはない。

文献

Schatzberg AF, Nemeroff CB. *Textbook of psychopharmacology*, fourth edition. Washington, DC: American Psychiatric Publishing, Inc.; 2009. (Chapters 13-17, 19, 21-23)

Stahl SM. *Stahl's essential psychopharmacology*, third edition. New York, NY: Cambridge University Press; 2008. (Chapter 12)

Stahl SM. *Stahl's essential psychopharmacology*, the prescriber's guide, fourth edition. New York, NY: Cambridge University Press; 2011. (Antidepressant chapters)

Q 3-11

38歳の女性。最近大うつ病と診断され、薬物療法を求めている。彼女は他にもさまざまな薬物を服用しているため、彼女の医療提供者はCYP450酵素の誘導作用や阻害作用がない薬物を選びたがっている。次のうち、最も有用な治療薬はどれか？

A citalopram
B fluoxetine
C フルボキサミン
D ミルタザピン

❖ Q 3-11の答え

正解はD。

選択肢	同僚たちの解答
A citalopram	36%
B fluoxetine	2%
C フルボキサミン	1%
D ミルタザピン	61%

A 不正解。citalopramはCYP450 2D6の弱い阻害薬である。
B 不正解。fluoxetineはCYP450 2D6と3A4の阻害薬である。
C 不正解。フルボキサミンはCYP450 1A2の強力な阻害薬で，3A4や2C9/2C19も阻害する。
D 正解。ミルタザピンにはどのCYP450酵素の誘導作用も阻害作用もない。

文献

Kutscher EC, Carnahan R. Common CYP450 drug interactions with psychiatric medicines: a brief review for the primary care physician. *S D Med* 2006; 59(1): 5-9.
Schatzberg AF, Nemeroff CB. *Textbook of psychopharmacology*, fourth edition. Washington, DC: American Psychiatric Publishing, Inc.; 2009. (Chapters 13-17, 19, 21-23)
Stahl SM. *Stahl's essential psychopharmacology*, third edition. New York, NY: Cambridge University Press; 2008. (Chapter 12)
Stahl SM. *Stahl's essential psychopharmacology, the prescriber's guide*, fourth edition. New York, NY: Cambridge University Press; 2011. (Antidepressant chapters)

Q 3-12

39歳の大うつ病の患者。さまざまな抗うつ薬による治療を数か月間試みた後に、診察を受けに来た。現在の処方をL-methylfolate*で増強する試みが提案されている。なぜL-methylfolateは抗うつ薬の治療効果を増強することがあるのか？

A モノアミンの合成を亢進する。
B モノアミンの遊離を増加させる。
C モノアミンの合成を亢進し，同時に分解を抑制する。

＊訳注：L-methylfolateは日本では医薬品としては発売されていない。

❖ Q 3-12の答え

正解はA。

選択肢	同僚たちの解答
A モノアミンの合成を亢進する	68%
B モノアミンの遊離を増加させる	6%
C モノアミンの合成を亢進し，同時に分解を抑制する	26%

A 正解。L-methylfolateはテトラヒドロビオプテリンあるいはBH4として知られており，モノアミンの合成に不可欠な補酵素の合成を助ける。L-methylfolateが臨界量のBH4を形成すると，BH4はモノアミン系(セロトニン，ノルエピネフリン，ドーパミン)の合成に必要なチロシン水酸化酵素やトリプトファン水酸化酵素を活性化する。さらに，L-methylfolateは，仮説上はドーパミンやノルエピネフリンを不活性化するカテコール-O-メチル転位酵素 catechol-O-methyltransferase(COMT)遺伝子のプロモーター領域をメチル化するかもしれない。このメチル化によって遺伝子は不活性化され，COMTの合成は減少する。これにより，ドーパミンとノルエピネフリンの代謝は抑制される。

B，C 不正解。

文献

Schatzberg AF, Nemeroff CB. *Textbook of psychopharmacology*, fourth edition. Washington, DC: American Psychiatric Publishing, Inc.; 2009. (Chapters 62-65)

Stahl SM. Methylated spirits: epigenetic hypotheses of psychiatric disorders. *CNS Spectr* 2010; 15(4): 220-30.

Stahl SM. Fooling mother nature: epigenetics and novel treatments for psychiatric disorders. *CNS Spectr* 2010; 15(6): 358-65.

Stahl SM. *Stahl's essential psychopharmacology, the prescriber's guide*, third edition. New York, NY: Cambridge University Press; 2009. (Antidepressant chapters)

Q 3-13

29歳のうつ病の患者。アパシー，覚醒度の低下，疲労感，自信低下などの症状がみられ，いくつかの治療選択肢が試みられている。以前の治療ではこれらの症状に対して部分的な回復しか得られず，性機能障害という耐えがたい副作用がみられた。作用機序と症状の神経生物学を結ぶ概念(症状を基盤としたアルゴリズム)によれば，次のうち，この患者に最適と考えられる治療薬の組み合わせはどれか？

A fluoxetineとオランザピン
B エスシタロプラムとエスゾピクロン
C bupropionとモダフィニル
D venlafaxineとトラゾドン

❖ Q 3-13の答え
正解はC。

選択肢		同僚たちの解答
A	fluoxetineとオランザピン	3%
B	エスシタロプラムとエスゾピクロン	2%
C	**bupropionとモダフィニル**	**91%**
D	venlafaxineとトラゾドン	4%

A 不正解。選択的セロトニン再取り込み阻害薬(SSRI)であるfluoxetineはうつ病の第1選択薬で，治療抵抗性の患者にはオランザピンとの併用が有益かもしれない。しかし，fluoxetineは，この患者で問題となっている性機能障害を起こす可能性があるため，この患者に最適ではないであろう。

B 不正解。エスシタロプラムはSSRIで，エスゾピクロン(鎮静催眠薬)と併用すると，うつ病患者の不安症状や睡眠障害の治療には有益かもしれない。しかし，この患者は疲労感を訴えているが，睡眠障害については言及していないため，鎮静催眠薬の使用は正当化されないであろう。さらに，エスシタロプラムはSSRIであるため性機能障害を起こすかもしれない。

C 正解。bupropionはアパシーなどの陽性感情の減退に有用なことが知られており，この患者に有用かもしれない。また，モダフィニルは疲労感と覚醒障害に有用であるかもしれない。これらの薬物のいずれも性機能障害と関連しない。

D 不正解。トラゾドンはセロトニンアンタゴニスト/再取り込み阻害薬(SARI)で，しばしばうつ病の第2選択薬として単独，あるいはvenlafaxineなどと併用されることもある。また，ヒスタミン1およびα_1アンタゴニスト作用があるため，うつ病に伴う不眠の軽減に有用かもしれないが，この患者は不眠を訴えていない。また，venlafexineは性機能障害と関連するが，トラゾドンは関連しない。

文献

Schatzberg AF, Nemeroff CB. *Textbook of psychopharmacology*, fourth edition. Washington, DC: American Psychiatric Publishing, Inc.; 2009. (Chapters 26, 53)

Stahl SM. *Stahl's essential psychopharmacology*, third edition. New York, NY: Cambridge University Press; 2008. (Chapter 12)

Stahl SM. *Case studies: Stahl's essential psychopharmacology*. New York, NY: Cambridge University Press; 2011.

Stahl SM. *Stahl's essential psychopharmacology*, the prescriber's guide, fourth edition. New York, NY: Cambridge University Press; 2011. (Antidepressant chapters)

Q 3-14

36歳の女性。3度目の大うつ病エピソードに苦しんでいる。いくつか異った抗うつ薬を適切に投与したにもかかわらず回復には至らず，現在は電気けいれん療法electroconvulsive therapy(ECT)を受けている。9回目の施行までは反応していないが，10，11，12回目の施行によって徐々に改善し始めている。この患者に推奨される次のステップはどれか？

A　ECTを中止し薬物療法に変更する。
B　改善がプラトーに達するまではECTを継続し，その後，薬物療法を開始する。
C　再燃を予防するため(重大な副作用がなければ)ECTをずっと継続する。

❖ Q 3-14の答え

正解はB。

選択肢	同僚たちの解答
A ECTを中止し薬物療法に変更する	9%
B 改善がプラトーに達するまではECTを継続し，その後，薬物療法を開始する	70%
C 再燃を予防するため(重大な副作用がなければ)ECTをずっと継続する	21%

B 正解。現時点でのデータや専門家の臨床的見解によると，ECTの反応は比較的迅速で，少数回の施行でみられることが多い。これに一致するように，ECT治療の急性コースは典型的には6〜12回行われ，通常20回を超えることはない。しかし，ECTの中止が早すぎると再燃率が高くなるため，症状が寛解するかプラトーになるまで治療を継続することが重要である。

A，C 不正解。

文献

American Psychiatric Association (APA). *Practice guideline for the treatment of patients with major depressive disorder*, third edition. Arlington, VA: American Psychiatric Association (APA); 2010.

Husain MM, Rush AJ, Fink M et al. Speed of response and remission in major depressive disorder with acute electroconvulsive therapy (ECT): a Consortium for Research in ECT (CORE) report. *J Clin Psychiatry* 2004; 65(4): 485-91.

Marangell LB, Martinez M, Jurdi RA, Zboyan H. Neurostimulation therapies in depression: a review of new modalities. *Acta Psychiatr Scand* 2007; 116: 174-81.

Q 3-15

48歳のうつ病の患者。アパシー, 疲労感, 集中困難, 過眠などの症状を克服しようと, 最近, fluoxetine 20 mg/日を開始した。fluoxetineを開始してから一両日中に, 力がわき出てきて, 認知や注意力の改善を感じることができたという。次のうち, この患者の陽性反応の原因と考えられるfluoxetineの特性はどれか？

A　セロトニン2Cアンタゴニスト作用
B　ノルエピネフリン再取り込み阻害作用 norepinephrine reuptake inhibition (NRI)
C　セロトニン再取り込み阻害作用 serotonin reuptake inhibition (SRI)

❖ Q 3-15の答え

正解はA。

選択肢		同僚たちの解答
A	セロトニン2Cアンタゴニスト作用	50%
B	NRI	17%
C	SRI	33%

A 正解。fluoxetineはセロトニン2Cアンタゴニストとして作用する。これは選択的セロトニン再取り込み阻害薬(SSRI)のなかでもユニークな特性で，間接的に前頭前皮質のノルエピネフリンとドーパミンを増加させる。通常，GABA介在神経細胞上のセロトニン2C受容体にセロトニンが結合すると，前頭前皮質でのノルエピネフリンとドーパミンの遊離が抑制される。fluoxetineがGABA介在神経細胞のセロトニン2C受容体に結合すると，この受容体とセロトニンの結合が阻害され，前頭前皮質におけるノルエピネフリンとドーパミンの遊離抑制が阻害される。これにより，疲労感が一時的かつ即時に減退するだけでなく，認知や注意力が改善されるのかもしれない。

B 不正解。NRIはfluoxetineのもつ弱い特徴にすぎないが，うつ病の改善に役立つかもしれない。NRIは認知を改善し，活力を与えることができるかもしれないが，この患者が服用している典型的な投与量では，fluoxetineのNRIは臨床的に重要性がないであろう。

C 不正解。SRIは脳内のセロトニン濃度に影響を与えるが，セロトニン濃度が上昇しても，ノルエピネフリンやドーパミン濃度の上昇に通常関連している上記の症状の改善と同等の治療効果はもたらされないであろう。したがって，SRIだけでは，この患者の反応をおそらく説明できないであろう。

文献

Schatzberg AF, Nemeroff CB. *Textbook of psychopharmacology*, fourth edition. Washington, DC: American Psychiatric Publishing, Inc.; 2009. (Chapters 13-17, 19, 21-23)

Stahl SM. *Stahl's essential psychopharmacology*, third edition. New York, NY: Cambridge University Press; 2008. (Chapter 12)

Stahl SM. *Stahl's essential psychopharmacology, the prescriber's guide*, fourth edition. New York, NY: Cambridge University Press; 2011. (Antidepressant chapters)

Q 3-16

24歳の中等症のうつ病の男性。抗うつ薬を治療用量で16週間投与したところ,寛解が得られた。うつ病の神経栄養因子仮説によれば,彼の成功した治療前後における脳由来神経栄養因子 brain-derived neurotrophic factor(BDNF)の発現について,次のうち,最も適切なものはどれか？

A　BDNFの発現は抑うつ的であったときは異常に低く,抗うつ薬による治療中に増加した。
B　BDNFの発現は抑うつ的であったときは異常に高く,抗うつ薬による治療中に減少した。
C　BDNFの発現は抑うつ的であったときは正常で,抗うつ薬による治療中も変化しなかった。

❖ Q 3-16の答え

正解はA。

選択肢		同僚たちの解答
A	BDNFの発現は抑うつ的であったときは異常に低く，抗うつ薬による治療中に増加した	89%
B	BDNFの発現は抑うつ的であったときは異常に高く，抗うつ薬による治療中に減少した	9%
C	BDNFの発現は抑うつ的であったときは正常で，抗うつ薬による治療中も変化しなかった	2%

BDNFは未分化の神経細胞の成長と発達や，成熟した神経細胞の生存と機能を促進して，シナプス結合の維持を助ける。BDNFは神経細胞の生存に重要であるため，濃度の減少は細胞萎縮の一因となることがある。ときには，BDNFの低値により細胞喪失が起こることさえあるかもしれない。脳画像研究では，うつ病患者の海馬や前頭前皮質の体積は減少していることが示されている。これに一致して，うつ病患者の海馬や前頭前皮質におけるBDNF値は低下している。さらに，BDNF値とうつ病の重症度には負の相関がある。これらすべては，BDNFなどの神経栄養因子はうつ病の病態生理に重要な役割を果たしているという仮説を支持している。

BDNFは抗うつ薬の治療効果に寄与することも示されている。うつ病の動物モデルを用いた検討では，海馬にBDNFを注入すると抗うつ作用をもつ可能性がある。これに一致して，海馬におけるBDNFの低下は抗うつ薬によって回復した。また，これらの薬物は成熟ラットの海馬で神経発生を起こすこともありうる。特に，抗うつ薬によるBDNFの増加は，海馬における新生神経細胞の生存を促進するようである。

うつ病患者を対象とした臨床研究でも，抗うつ薬を慢性的に投与するとBDNFの異常低値を回復させ，うつ病評価尺度の低値と相関しうることが示されている。抗うつ薬がBDNFを増加させる正確な機序は確立していない。ただし，セロトニンはBDNFの合成と遊離を惹起するシグナル伝達カスケードを開始することで，BDFNの利用度を増加させるということは知られている。

文献

Bremner JD. Stress and brain atrophy. *CNS Neurol Disord Drug Targets* 2006; 5(5): 503-12.
Kozisek ME, Middlemas D, Bylund DB. Brain-derived neurotrophic factor and its receptor tropomyosin-related kinase B in the mechanism of action of antidepressant therapies. *Pharmacology Ther* 2008; 117: 30-51.

Q 3-17

34歳のうつ病の男性。抑うつ気分，睡眠障害，集中困難などの特徴がみられ，3種類の抗うつ薬の逐次的な単剤投与による治療では，十分な反応が得られなかった。そこで彼の主治医は，lurasidoneやasenapineなどの著明なセロトニン7アンタゴニスト作用をもつ薬物を追加した。セロトニン7受容体の主要な機能は何か？

A　セロトニン-アセチルコリン相互作用の調節
B　セロトニン-ドーパミン相互作用の調節
C　セロトニン-グルタミン酸相互作用の調節
D　セロトニン-ノルエピネフリン相互作用の調節

文献

Sarkisyan G, Roberts AJ, Hedlund PB. The 5-HT$_7$ receptor as a mediator and modulator of antidepressant-like behavior. *Behav Brain Res* 2010; 209(1): 99-108.

Stahl SM. The serotonin-7 receptor as a novel therapeutic target. *J Clin Psychiatry* 2010; 71(11): 1414-15.

❖ Q 3-17の答え

正解はC。

選択肢		同僚たちの解答
A	セロトニン-アセチルコリン相互作用の調節	9%
B	セロトニン-ドーパミン相互作用の調節	13%
C	**セロトニン-グルタミン酸相互作用の調節**	**61%**
D	セロトニン-ノルエピネフリン相互作用の調節	17%

セロトニン7受容体はシナプス後部位に存在するGタンパク質結合型受容体である。この受容体は，皮質，海馬，視床下部，視床，脳幹の縫線核に局在しており，そこで気分，サーカディアンリズム，睡眠，学習，記憶などを調節している。この受容体の重要な機能は，セロトニン-グルタミン酸相互作用の調節であろう。

　セロトニンは皮質の錐体細胞によるグルタミン酸遊離の促進と抑制の両方にかかわっている。縫線核の神経細胞から遊離されたセロトニンは，前頭前皮質のグルタミン酸作動性錐体細胞上にあるセロトニン2A受容体に結合し，グルタミン酸遊離を促進する。一方，セロトニンはグルタミン酸作動性錐体細胞上のセロトニン1A受容体に結合してグルタミン酸遊離を抑制することもできる。さらに，セロトニンは前頭前皮質のGABA介在神経細胞上のセロトニン7受容体にも結合してGABA遊離を促進することで，グルタミン酸遊離を抑制する。

　セロトニンがセロトニン7受容体と結合すると，セロトニン自身の遊離も抑制される。縫線核のセロトニン作動性神経細胞が刺激されると，前頭前皮質だけでなく縫線核自体も含めて脳全体にセロトニンが遊離される。その後，セロトニンは縫線核のGABA介在神経細胞上にあるセロトニン7受容体と結合してGABA遊離を刺激することで，セロトニン遊離を抑制する。

　セロトニンは縫線核のセロトニン7受容体と結合してセロトニン遊離を抑制するため，セロトニン7受容体のアンタゴニストはセロトニン遊離を促進することが期待されている。特に，GABA介在神経細胞上のセロトニン7受容体とセロトニンの結合を阻害することで，セロトニン作動性神経細胞へのGABAの遊離を抑制し，前頭前皮質でのセロトニン遊離が継続的に行われるようにするであろう。

文献は前ページ。

Q 3-18

32歳の大うつ病の女性。選択的セロトニン再取り込み阻害薬(SSRI)により，9か月間よい反応が得られている。しかし，現在彼女は，感情が麻痺していて，悲しくても泣くことができないと訴えている。彼女の主治医はこの問題を軽減しようとしてSSRIの減量を検討しているが，これは合理的な判断といえるか？

A いえる。SSRIによる無関心は用量依存的であり，減量によって軽減されることを示唆するデータがある。
B いえない。SSRIによる無関心は用量依存的であることを示唆するデータはあるが，この副作用がみられる場合，一般的に薬物の変更が必要である。
C いえない。SSRIによる無関心は用量依存的ではないため，減量しても軽減されることはない。

❖ Q 3-18の答え

正解はA。

選択肢		同僚たちの解答
A	いえる。SSRIによる無関心は用量依存的であり，減量によって軽減されることを示唆するデータがある	51%
B	いえない。SSRIによる無関心は用量依存的であることを示唆するデータはあるが，この副作用がみられる場合，一般的に薬物の変更が必要である	33%
C	いえない。SSRIによる無関心は用量依存的ではないため，減量しても軽減されることはない	15%

アパシーや情動平板化はうつ病の症状でもありうるが，SSRIの副作用として現れることもある。この症状は「SSRI誘発性無関心 SSRI-induced indifference」と呼ばれ，あまり認識されていないが，患者にとっては大きな苦痛になりうる。この症状は理論的にはセロトニン濃度の上昇と，それに伴うドーパミン遊離の減少によると考えられている。SSRI誘発性無関心に対処するためには，可能であれば，まずSSRIの減量を検討することが推奨されている。また，増強薬の追加や他のクラスの抗うつ薬への変更なども選択肢として有用である。

文献

Sansone RA, Sansone LA. SSRI-induced indifference. *Psychiatry (Edgemont)* 2010; 7(1): 14-18.
Stahl SM. *Stahl's essential psychopharmacology*, third edition. New York, NY: Cambridge University Press; 2008.
Stahl SM. *Stahl's essential psychopharmacology*: the prescriber's guide. Fourth edition. New York, NY: Cambridge University Press; 2011.
Stahl SM. *Case studies: Stahl's essential psychopharmacology*. New York, NY: Cambridge University Press; 2011.

Q 3-19

24歳のうつ病の女性。カテコール-O-メチル転移酵素(COMT)とメチレンテトラヒドロ葉酸還元酵素 methylenetetrahydrofolate reductase(MTHFR)の遺伝子を含む遺伝子検査を受けたところ, 彼女にみられるアパシー, 性快感消失, 精神運動抑制, 認知の緩徐化などの症状は, 重篤なドーパミン欠損に理論的には一致すると考えられる。現在の研究に基づけば, 次のうち, どの検査結果が予測されるか?

A COMT Val/ValとMTHFR(T/T)あるいは(C/T)
B COMT Val/ValとMTHFR(C/C)
C COMT Met/MetとMTHFR(T/T)あるいは(C/T)
D COMT Met/MetとMTHFR(C/C)

文献

Baune B, Hohoff C, Berger K et al. Association of the *COMT* val[158]met variant with antidepressant treatment response in major depression. *Neuropsychopharmacology* 2008; 33: 924-32.
Kato M, Serretti A. Review and meta-analysis of antidepressant pharmacogenetic findings in major depressive disorder. *Mol Psychiatry* 2010; 15: 473-500.
Kirchheiner J, Nickchen K, Bauer M et al. Pharmacogenetics of antidepressants and antipsychotics: the contribution of allelic variations to the phenotype of drug response. *Mol Psychiatry* 2004; 9: 442-73.
Kocabas NA, Faghel C, Barreto M et al. The impact of catechol-*O*-methyltransferase SNPs and haplotypes on treatment response phenotypes in major depressive disorder: a case-control association study. *Int Clin Psychopharmacol* 2010; 25(4): 218-27.
Nutt D, Demyttenaere K, Janka Z et al. The other face of depression, reduced positive affect: the role of catecholamines in causation and cure. *J Psychopharmacol* 2006; 21(5): 461-71.

❖ Q 3-19の答え

正解はA。

選択肢		同僚たちの解答
A	*COMT* Val/Valと*MTHFR*(T/T)あるいは(C/T)	36%
B	*COMT* Val/Valと*MTHFR*(C/C)	32%
C	*COMT* Met/Metと*MTHFR*(T/T)あるいは(C/T)	21%
D	*COMT* Met/Metと*MTHFR*(C/C)	11%

*COMT*遺伝子は,COMT酵素のペプチド鎖のコドン108/158でバリンがメチオニンに置換($Val^{108/158}Met$)される変異が高頻度でみられる。これは機能に大きく影響を与える変異であり,この結果,COMT酵素活性が著明に低下する。

前頭前皮質にはドーパミントランスポーターが少ないため,前頭前皮質のドーパミンの不活性化はCOMTによる代謝に,より依存している。したがって,*COMT* $Val^{158}Val$のようにCOMT活性が高いと,前頭前皮質のドーパミンが減少し,認知機能欠損に関連する可能性がある。

MTHFRは不活性型の葉酸を活性型の葉酸に変換する主要な酵素である。677TアレルをもつMTHFRは低活が低いため,ホモシステインは増加し,L-メチル葉酸による*COMT*遺伝子のプロモーター領域のメチル化は減少する。これにより,COMTの発現が上昇し,ドーパミンが減少する。

MTHFR 677T変異によって機能が低下することで,*COMT*のプロモーターのメチル化は減少するため,ドーパミンシグナルは低下し,最終的に認知機能障害をもたらすであろう。この作用は*MTHFR* 677Tアレルと高活性の*COMT* $Val^{158}Val$遺伝子型の保因者で増悪され,認知機能障害が悪化するであろう。

A 正解。*COMT* $Val^{158}Val$と*MTHFR* 677(T/T)あるいは(C/T)遺伝子型の保因者は,前頭前皮質でのドーパミン分解が亢進しており,ドーパミンシグナルが減弱しているため,認知機能障害,アパシー,精神運動抑制が生じるであろう。
B 不正解。*COMT* $Val^{158}Val$遺伝子型の保因者は理論上ドーパミンが減少しているが,*MTHFR*(C/C)遺伝子型の保因者はそうではないであろう。
C,D 不正解。*COMT* $Met^{158}Met$遺伝子型の保因者は理論上ドーパミン分解が減少しているため,ドーパミンシグナルを増強するであろう。

文献は前ページ。

Q 3-20

46歳の男性。3種類の抗うつ薬の逐次的な単剤投与による治療に反応していない。遺伝子検査により彼はドーパミン2受容体遺伝子(*DRD2*)の−141C挿入/欠失アレル(Ins/Del)のヘテロ接合体をもつことがわかった。遺伝子検査の結果だけから判断して,非定型抗精神病薬を増強薬としてこの患者に適応することは好ましいか?

A 好ましい。
B 好ましくない。

❖ Q 3-20の答え
正解はB。

選択肢	同僚たちの解答
A 好ましい	74%
B 好ましくない	26%

−141C Ins/Del(rs1799732)多型は，DRD2の5'プロモーター領域にある−141位でのシトシンの(挿入ではなく)欠失を示している。DRD2遺伝子プロモーターの−141C Ins/Delは，線条体でのドーパミンの結合や抗精神病薬の反応に影響を与えるかもしれない。欠失アレル(Ins/DelあるいはDel/Del)保因者は，ホモ接合体のIns/Insアレル保因者に比べて，抗精神病薬に対する反応性が悪いことが示されている。欠失アレル保因者は抗精神病薬による体重増加のリスクも高い。

章全体の平均正答率
第3章の平均正答率は58%であった。

文献
Arinami T, Gao M, Hamaguchi H, Toru M. A functional polymorphism in the promoter region of the dopamine D_2 receptor gene is associated with schizophrenia. *Hum Mol Genet* 1997; 6(4): 577-82.
Lencz T, Robinson DG, Napolitano B et al. *DRD2* promoter region variation predicts antipsychotic-induced weight gain in first episode schizophrenia. *Pharmacogenetics Genomics* 2010; 20(9): 569-72.
Zhang JP, Lencz T, Malhotra AK. Dopamine D_2 receptor genetic variation and clinical response to antipsychotic drug treatment: a metaanalysis. *Am J Psychiatry* 2010; 167(7): 763-72.

4 双極性障害と気分安定薬

Q 4-1

34歳の男性。6年前から症状がみられ始めていたが，最近になって双極性障害と診断された。このときまで，彼は気分を安定化させる治療を受けていなかった。キンドリングモデルとアロスタティック負荷仮説 allostatic load hypothesisに基づけば，過去6年間の経過においてどのような疾患の進行様式を示したと予測されるか？

A　エピソードの間隔は延長，情動性は悪化，認知機能はわずかに変化
B　エピソードの間隔は短縮，情動性は悪化，認知機能はわずかに変化
C　エピソードの間隔は延長，情動性は悪化，認知機能は悪化
D　エピソードの間隔は短縮，情動性は悪化，認知機能は悪化

❖ Q 4-1の答え

正解はD。

選択肢		同僚たちの解答
A	エピソードの間隔は延長，情動性は悪化，認知機能はわずかに変化	1%
B	エピソードの間隔は短縮，情動性は悪化，認知機能はわずかに変化	22%
C	エピソードの間隔は延長，情動性は悪化，認知機能は悪化	2%
D	**エピソードの間隔は短縮，情動性は悪化，認知機能は悪化**	**74%**

A，B，C　不正解。
D　正解。双極性障害の患者は，経過中に躁病あるいは軽躁病エピソード，うつ病エピソード，および通常は健康であるが亜症候性の症状が各エピソード間にみられる期間を経験する。エピソードのパターンは患者ごとに異なることもあるが，一般に双極性障害は進行性の経過をたどる。すなわち，患者はさまざまなエピソードを経験していくうちに，エピソードの間隔は短くなり，情動性は悪化するであろう。また，罹患期間に応じて認知機能も悪化すると考えられている。さらに，経験したエピソード数が多いほど，治療反応性も低下する。

こうした症状の悪化は，気分エピソードを反復することで患者は繰り返し生理的傷害を受け，これが蓄積することで，まるで火花が突然発火するように起こると考えられている。これにより内在性の代償機構が破綻し，細胞のアポトーシスを誘導して，気分調節や認知に関係する脳回路が組み換えられるであろう。このため，患者はストレスに対して脆弱になり，エピソードを起こすリスクが増大するという負のスパイラルが永続化してしまうことになる。

文献

- **Berk M, Kapczinski F, Andreazza AC** et al. Pathways underlying neuroprogression in bipolar disorder: focus on inflammation, oxidative stress, and neurotrophic factors. *Neurosci Biobeh Rev* 2011; 35(3): 804-17.
- **Kapczinksi F, Vieta E, Andreazza AC** et al. Allostatic load in bipolar disorder: implications for pathophysiology and treatment. *Neurosci Biobeh Rev* 2008; 32: 675-92.
- **Post RM.** Kindling and sensitization as models for affective episode recurrence, cyclicity, and tolerance phenomena. *Neurosci Biobeh Rev* 2007; 31: 858-73.

Q 4-2

28歳の双極性障害の女性。最近気分安定薬を服用し始め,症状が改善されている。それぞれ異なった気分安定薬が双極性障害でのミトコンドリア機能障害を抑制する機序として考えられているものは次のうちどれか?

A アポトーシス抑制タンパク質の濃度上昇
B アポトーシス促進タンパク質の濃度低下
C 主要な抗酸化物質の濃度上昇
D AとB
E AとBとC

文献

Bachman RF, Wang Y, Yuan P et al. Common effects of lithium and valproate on mitochondrial functions: protection against methamphetamine-induced mitochondrial damage. *Int J Neuropsychopharmacol* 2009; 12: 805-22.

Berk M, Kapczinski F, Andreazza AC et al. Pathways underlying neuroprogression in bipolar disorder: focus on inflammation, oxidative stress, and neurotrophic factors. *Neurosci Biobeh Rev* 2011; 35(3): 804-17.

Hunsberger J, Austin DR, Henter ID, Chen G. The neurotrophic and neuroprotective effects of psychotropic agents. *Dialogues Clin Neurosci* 2009; 11(3): 333-48.

❖ Q 4-2の答え

正解はE。

選択肢		同僚たちの解答
A	アポトーシス抑制タンパク質の濃度上昇	8%
B	アポトーシス促進タンパク質の濃度低下	11%
C	主要な抗酸化物質の濃度上昇	2%
D	AとB	17%
E	**AとBとC**	**61%**

ミトコンドリアは細胞呼吸を介してエネルギーを調節する細胞小器官である。また、ミトコンドリアはアポトーシスにおいても重要な働きをする。したがって、ミトコンドリアの機能障害は、不適切な細胞傷害や細胞死が起こる一因となりうる。

ミトコンドリアの機能異常によるアポトーシス誘導機構は数多く存在する。ミトコンドリアはアポトーシス抑制タンパク質とアポトーシス促進タンパク質を有しており、ミトコンドリア膜の統合性を調節するため、これらのタンパク質は微妙なバランスで保たれていなければならない。このバランスが崩れると、ミトコンドリア膜に形態的な変化が生じ、シトクロムCや他のアポトーシス誘導物質が遊離される。

アポトーシス抑制タンパク質とアポトーシス促進タンパク質のバランスを崩す要因の1つに、フリーラジカルの過剰がある。このフリーラジカルは細胞呼吸のときにミトコンドリアで産生される。正常な場合は、脳内の抗酸化防御がフリーラジカルを安定化させ、酸化バランスを維持している。しかし、抗酸化物質が枯渇すると、フリーラジカルが蓄積してアポトーシス促進タンパク質を活性化する。このような機序でミトコンドリアによるアポトーシスが起こるかもしれない。

E 正解。リチウムやバルプロ酸はアポトーシス抑制タンパク質であるBcl-2の濃度を上昇させることで、アポトーシス抑制および促進タンパク質のバランスを維持し、ミトコンドリア膜の統合性を回復し、シトクロムCの遊離を抑制する。いくつかの非定型抗精神病薬はアポトーシス促進タンパク質であるBaxの濃度上昇を抑制させるかもしれない。また、リチウムやバルプロ酸は抗酸化物質であるグルタチオンの濃度上昇作用が知られており、これによりフリーラジカルの産生は減少し、ミトコンドリアによるアポトーシスが抑制されるであろう。

A〜D 不正解。

文献は前ページ。

Q 4-3

23歳の女性。彼女は短気であるため大切な友人や他の人と人間関係をうまく築けないと訴えている。彼女は大学の学生寮で大きなトラブルを起こしたり，消火器を盗んだり，共用の芝生の上で車を運転したり，教授に対して攻撃的な話し方をしたりしている。彼女の最近の行動は，次のうち，どの部位へのモノアミン投射により起こっていると考えられるか？

A　腹内側前頭前皮質
B　眼窩前頭皮質
C　線条体
D　AとB
E　AとC
F　BとC

❖ Q 4-3の答え

正解はD。

選択肢		同僚たちの解答
A	腹内側前頭前皮質	7%
B	眼窩前頭皮質	13%
C	線条体	1%
D	**AとB**	**61%**
E	AとC	10%
F	BとC	8%

- **D** 正解。AとBが正しい。腹内側前頭前皮質への3つのモノアミン投射はすべて,易刺激性などの躁病症状に関連すると考えられている。眼窩前頭皮質への3つのモノアミン投射はすべて,リスクを顧みない行動や衝動の制御などの躁病症状に関係すると考えられている。
- **C** 不正解。線条体へのドーパミン作動性およびセロトニン作動性投射は,目的指向性行動の亢進や激越などの躁病症状に関連すると考えられている。
- **E, F** 不正解。

文献

Schatzberg AF, Nemeroff CB. *Textbook of psychopharmacology*, fourth edition. Washington, DC: American Psychiatric Publishing, Inc.; 2009. (Chapter 45)

Stahl SM. *Stahl's essential psychopharmacology*, third edition. New York, NY: Cambridge University Press; 2008. (Chapter 11)

Q 4-4

32歳の双極Ⅰ型障害の女性。妊娠6週であることが判明した。彼女の躁病症状はリチウム，バルプロ酸，オランザピンの併用により安定しているが，妊娠中の薬物療法の安全性に対しては不安がある。双極性障害の妊婦に対する薬物使用について，次のうち，正しいのはどれか？

A　リチウムには催奇形作用があるため望ましい治療ではない。
B　リチウムとバルプロ酸には催奇形作用があるため望ましい治療ではない。
C　リチウム，バルプロ酸，オランザピンには催奇形作用があるため望ましい治療ではない。

❖ Q 4-4の答え

正解はB。

選択肢		同僚たちの解答
A	リチウムには催奇形作用があるため望ましい治療ではない	6%
B	リチウムとバルプロ酸には催奇形作用があるため望ましい治療ではない	77%
C	リチウム,バルプロ酸,オランザピンには催奇形作用があるため望ましい治療ではない	17%

A 不正解。リチウムは催奇形作用が知られている。また,バルプロ酸も同様である。
B 正解。リチウムとバルプロ酸はどちらも催奇形作用が知られている。リチウムは胎児危険度分類 Pregnancy Risk CategoryでカテゴリーDに分類されており,主要な先天性欠損や心奇形(特にエプスタイン奇形)のリスクを高めるというエビデンスがある。ただし,最近のレビューでは心奇形のリスクは誇張されすぎかもしれないと示唆されている。バルプロ酸もカテゴリーDに分類されており,二分脊椎などの神経管欠損やその他の先天性奇形のリスクを高める。
C 不正解。オランザピンには催奇形作用は知られていない。オランザピンは現在カテゴリーCに分類されている。

文献

Stahl SM. *Stahl's essential psychopharmacology: the prescriber's guide*, fourth edition. New York, NY: Cambridge University Press; 2011.
Yacobi S, Ornoy A. Is lithium a real teratogen? What can we conclude from the prospective versus retrospective studies? A review. *Isr J Psychiatry Relat Sci* 2008; 45(2): 95-106.

Q 4-5

28歳の女性。うつ病エピソードが認められる。彼女は以前入院して躁病エピソードの治療を行っていたが，現在は何も薬物を服用していない。双極性うつ病の治療ガイドラインでは，次のうち，どの薬物による治療が一貫して望ましいとされているか？

A　ラモトリギン，クエチアピン
B　クエチアピン，オランザピン
C　オランザピン，リチウム
D　リチウム，バルプロ酸
E　バルプロ酸，ラモトリギン

❖ Q 4-5の答え

正解はA。

選択肢		同僚たちの解答
A	ラモトリギン，クエチアピン	60%
B	クエチアピン，オランザピン	5%
C	オランザピン，リチウム	10%
D	リチウム，バルプロ酸	21%
E	バルプロ酸，ラモトリギン	4%

表5-1 双極性うつ病患者に推奨される薬物療法

薬物	WFSBP	BAP	ISBD	CANMAT	NICE
リチウム	○	○	○	○	
ラモトリギン	○	○	○	○	○(補助)
バルプロ酸	○	○		○(Liと併用)	
オランザピン	○		○(SSRIと併用)		
クエチアピン	○	○	○	○	○(補助)
OFC	○				
抗うつ薬		○		SSRI, bupropion(補助)	SSRI(補助)

BAP：英国精神薬理学会 British Association for Psychopharmacology，CANMAT：気分と不安治療に対するカナダ・ネットワークと国際気分障害学会 Canadian Network for Mood and Anxiety Treatments and International Society for Bipolar Disorders，ISBD：双極I型およびII型障害のエビデンスに基づく薬理学的治療に関する国際コンセンサスグループ International Consensus Group on the Evidence-Based Pharmacologic Treatment of Bipolar I and II Depression，NICE：英国国立医療技術評価機構 National Institute for Health and Clinical Excellence，OFC：オランザピンとfluoxetineの合剤，SSRI：選択的セロトニン再取り込み阻害薬 selective serotonin reuptake inhibitor，WFSBP：生物学的精神医学会世界連合 World Federation of Societies of Biological Psychiatry。

文献

Nivoli AMA, Colom F, Murru A et al. New treatment guidelines for acute bipolar depression. A systematic review. *J Aff Disord* 2010; 129: 14-26.

Q 4-6

最近ドイツから引っ越してきた24歳の女性。躁病エピソード中に診察室に現れた。このエピソードは,処方薬を飲みきった後,薬物を急に中断したことによって起こったものである。彼女は急速交代型の双極性障害と診断されたといい,ドイツで服用していた薬物と同じものを処方してほしいというが,治療薬の一般名は覚えていないという。しかし,彼女は以下の情報について述べた。投与量が1,250 mg/日で,服用し始めたときに体重が増加したこと。薬物による体重増加は気に入らなかったが,鎮静効果があり,心を落ち着かせて夜寝るのに役立ったので気に入っていたこと。彼女がドイツにいたときの主治医は,脱毛,肝毒性,突然の離脱によるけいれん発作などの副作用が起こる可能性があるといっていたこと。また,その薬物は胎児の先天性欠損を起こす可能性があるので,妊娠を予定するときは薬物の変更を検討すべきであることを彼女は知っていた。次のうち,彼女が服用していた薬物として最も考えられるものはどれか？

A　ラモトリギン
B　ガバペンチン
C　アリピプラゾール
D　バルプロ酸

❖ Q 4-6の答え
正解はD。

選択肢	同僚たちの解答
A ラモトリギン	1%
B ガバペンチン	1%
C アリピプラゾール	0%
D バルプロ酸	**97%**

A 不正解。ラモトリギンの治療域は100～200 mg/日で，通常，鎮静や体重増加を引き起こさない。したがって，これは不正解である。てんかん患者ではラモトリギンを急に中止すると発作を起こすことがあるが，催奇形性副作用は知られておらず，脱毛や肝毒性を起こすこともない。ラモトリギンは双極性障害で躁病エピソードよりもうつ病エピソードの治療に有効であるように思われる。

B 不正解。ガバペンチンの治療域は900～1,800 mg/日で，鎮静を引き起こし，双極性障害の患者では急に中止すると再燃を起こす可能性がある。しかし，脱毛や肝毒性はまれである。また，双極性障害に対するガバペンチンの有効性は知られていない。

C 不正解。アリピプラゾールの治療域は15～30 mg/日であるため，これは不正解である。さらに，アリピプラゾールは一般に体重増加や鎮静を起こすことはなく，催奇形作用も知られていない。

D 正解。バルプロ酸は急速交代型の双極性障害に対する第1選択薬の1つであり，患者が述べたすべての副作用を起こす可能性がある。躁病治療における治療域は1,200～1,500 mg/日で，急に中止すると再燃を起こすリスクを増大させる。

文献

Schatzberg AF, Nemeroff CB. *Textbook of psychopharmacology*, fourth edition. Washington, DC: American Psychiatric Publishing, Inc.; 2009. (Chapters 36-40)

Stahl SM. *Stahl's essential psychopharmacology*, third edition. New York, NY: Cambridge University Press; 2008. (Chapters 5, 13)

Stahl SM. *Stahl's essential psychopharmacology, the prescriber's guide*, fourth edition. New York, NY: Cambridge University Press; 2011. (Anticonvulsant chapters)

Q 4-7

「双極性の嵐 bipolar storm」とは脳の特定領域のシナプスにおいて，不安定で制御されない過剰な神経伝達が生じることを表す概念であり，電位依存性ナトリウムチャネル voltage-sensitive sodium channel(VSSC)と電位依存性カルシウムチャネル voltage-sensitive calcium channels(VSCC)の両方がこの過剰なグルタミン酸遊離に関連している。次のうち，VSSCを阻害することによってグルタミン酸遊離を抑制させると考えられている薬物はどれか？

A　バルプロ酸とラモトリギン
B　プレガバリンとガバペンチン
C　レベチラセタムとアマンタジン

❖ Q 4-7の答え

正解はA。

選択肢	同僚たちの解答
A バルプロ酸とラモトリギン	76%
B プレガバリンとガバペンチン	21%
C レベチラセタムとアマンタジン	3%

A 正解。バルプロ酸は非特異的なVSSC調節物質で，ラモトリギンもVSSCを阻害し，理論的にはグルタミン酸遊離を抑制すると考えられている。
B 不正解。プレガバリンとガバペンチンはVSCC α2δリガンドで，グルタミン酸遊離を抑制する。
C 不正解。レベチラセタムはシナプス小胞タンパク質SV2Aの調節物質である。アマンタジンはNMDA受容体のアンタゴニストである。これらの薬物を併用するとグルタミン酸遊離を抑制するかもしれないが，この問いの作用機序を介しては生じないであろう。

文献

Schatzberg AF, Nemeroff CB. *Textbook of psychopharmacology*, fourth edition. Washington, DC: American Psychiatric Publishing, Inc.; 2009. (Chapters 36-40)
Sitges M, Chiu LM, Guarneros A, Nekrassov V. Effects of carbamazepine, phenytoin, lamotrigine, oxcarbazepine, topiramate, and vinpocetine on Na$^+$ channel-mediated release of [3H]glutamate in hippocampal nerve endings. *Neuropharmacology* 2007; 52(2): 598-605.
Stahl SM. *Stahl's essential psychopharmacology*, third edition. New York, NY: Cambridge University Press; 2008. (Chapters 5, 13)

Q 4-8

40歳の双極Ⅰ型障害の不動産業者。躁状態であることが多かったが，現在は気分が沈んでおり，仕事や社会的活動に興味を失い，ここ数週間で9 kg太り，睡眠障害に悩んでいる。次のうち，これらの症状の発現にかかわり，機能的MRI上で活動性の低下が認められる唯一の脳部位はどこか？

A　前脳基底部
B　側坐核
C　視床下部
D　前頭前皮質

❖ Q 4-8の答え

正解はC。

選択肢		同僚たちの解答
A	前脳基底部	6%
B	側坐核	17%
C	**視床下部**	**56%**
D	前頭前皮質	22%

A 不正解。前脳基底部における情報処理の非効率化によって仮説上は睡眠障害が起こりうるが、アパシー(興味の消失)や体重変化とは関係しない。

B 不正解。側坐核における情報処理の非効率化によって仮説上はアパシーが起こりうるが、体重変化や睡眠障害とは関係しない。

C 正解。視床下部における情報処理の非効率化によって仮説上はアパシー(ドーパミン作動性およびノルアドレナリン作動性投射)、体重変化(セロトニン作動性投射)、睡眠障害(セロトニン作動性、ノルアドレナリン作動性、ドーパミン作動性投射)が起こりうる。

D 不正解。前頭前皮質における情報処理の非効率化によって仮説上はアパシーや睡眠障害が起こりうるが、体重変化とは関係しない。

文献

Schatzberg AF, Nemeroff CB. *Textbook of psychopharmacology*, fourth edition. Washington, DC: American Psychiatric Publishing, Inc.; 2009. (Chapter 45)

Stahl SM. *Stahl's essential psychopharmacology*, third edition. New York, NY: Cambridge University Press; 2008. (Chapter 11)

Q 4-9

49歳の双極性障害の事務員。リチウム 900 mg/日で維持されている。長期にわたって彼女の経過は良好であり、治療初期にみられたリチウムによる体重増加も改善していた。しかし、5か月前に彼氏と別れ、それ以来、気分が沈んでいる。そこで、クエチアピン 300 mg/日で増強したが、2、3週後に彼女は体重増加を訴え、薬物の変更を希望している。次のうち、どの2つの受容体の阻害が、クエチアピンによる体重増加に最も関連があるか？

A　セロトニン2A受容体とムスカリン3受容体
B　ドーパミン2受容体と α_1 受容体
C　ムスカリン1受容体とセロトニン6受容体
D　セロトニン2C受容体とヒスタミン1受容体

❖ Q 4-9の答え

正解はD。

選択肢	同僚たちの解答
A セロトニン2A受容体とムスカリン3受容体	5%
B ドーパミン2受容体とα₁受容体	5%
C ムスカリン1受容体とセロトニン6受容体	2%
D セロトニン2C受容体とヒスタミン1受容体	**88%**

A 不正解。セロトニン2A受容体の阻害は抗精神病薬の有益な特性であり，錐体外路症状を軽減させる。ムスカリン3受容体阻害は，心代謝リスクを増大させるが，体重増加には関連していない。

B 不正解。ドーパミン2受容体阻害は抗精神病薬の主要な特性であり，持続的に阻害されると運動系副作用を起こす可能性があるが，体重増加は起こさない。α_1受容体阻害は血圧低下，浮動感，眠気を引き起こす可能性があるが，体重増加は起こさない。

C 不正解。ムスカリン1受容体阻害は便秘，かすみ目，口渇，眠気を引き起こす可能性があるが，体重増加は起こさない。セロトニン6受容体の機能はまだ特定されていない。

D 正解。セロトニン2C受容体とヒスタミン1受容体の阻害は，体重増加と関連している。

文献

Kroeze WK, Hufeisen SJ, Popadak BA et al. H₁-histamine receptor affinity predicts short-term weight gain for typical and atypical antipsychotic drugs. *Neuropsychopharmacology* 2003; 28(3): 519-26.

Schatzberg AF, Nemeroff CB. *Textbook of psychopharmacology*, fourth edition. Washington, DC: American Psychiatric Publishing, Inc.; 2009. (Chapters 28-33)

Stahl SM. *Stahl's essential psychopharmacology*, third edition. New York, NY: Cambridge University Press; 2008. (Chapters 10, 13)

Stahl SM, Mignon L. *Stahl's illustrated antipsychotics*, second edition. New York, NY: Cambridge University Press; 2009.

Q 4-10

22歳の双極性障害の芸術家。食事をとらないことが多く，1日に少なくとも6杯はエスプレッソを飲み，タバコも2箱吸うというような典型的な芸術家の生活を送っている。症状を安定化させるためにラモトリギン 200 mg/日で維持されているが，最近はひどく感情が高ぶり，考えが競い合って，芸術活動の企画をうまくまとめることができなくなっている。そこで，オランザピン 10 mg/日による増強が行われたが，2週間経っても症状が改善されなかった。そのため，オランザピンを2倍量である20 mg/日に増量した。この理由として，次のうち，どのような要因が薬物動態学的な相互作用を引き起こしたためと考えられるか？

A　コーヒーの多量摂取
B　多量の喫煙
C　食事の不足
D　ラモトリギンの併用

❖ Q 4-10の答え

正解はB。

選択肢	同僚たちの解答
A コーヒーの多量摂取	7%
B 多量の喫煙	**83%**
C 食事の不足	1%
D ラモトリギンの併用	9%

A 不正解。オランザピンはCYP450 1A2によって代謝される。コーヒーもこの酵素の基質であるが,オランザピンと必ずしも相互作用するわけではない。

B 正解。喫煙はCYP450 1A2酵素を誘導するため,オランザピンの代謝を亢進させる。このためより高用量が必要となるであろう。低用量(10 mg/日)のオランザピンでは,おそらくこの相互作用により望まれた効果が得られなかったのであろう。このような場合には,オランザピンの増量が最も有効であると考えられる。

C 不正解。食事はオランザピンの薬物動態に干渉しないため,用量調節を考慮する必要はない。

D 不正解。ラモトリギンは肝臓で代謝されるが,CYP450酵素による代謝は受けない。したがって,オランザピンとラモトリギンが相互作用することはない。

文献

Schatzberg AF, Nemeroff CB. *Textbook of psychopharmacology*, fourth edition. Washington, DC: American Psychiatric Publishing, Inc.; 2009. (Chapters 28-33)

Stahl SM. *Stahl's essential psychopharmacology*, third edition. New York, NY: Cambridge University Press; 2008. (Chapter 10)

Stahl SM. *Stahl's essential psychopharmacology, the prescriber's guide*, fourth edition. New York, NY: Cambridge University Press; 2011. (Antipsychotic chapters)

Stahl SM, Mignon L. *Stahl's illustrated antipsychotics*, second edition. New York, NY: Cambridge University Press; 2009.

Q 4-11

42歳の双極 II 型障害のデータ入力記録者。バルプロ酸 1,500 mg/日で維持されている。彼の肥満度指数 body mass index(BMI)は33で，ほとんど体を動かさない生活を送っている。最近，軽度の心筋梗塞を経験し，その後「破綻的な breakthrough」抑うつ症状がみられている。心合併症と代謝性合併症を伴うこの患者の抑うつ症状を緩和するために，最も適切な非定型抗精神病薬は次のうちどれか？

A　クロザピン
B　オランザピン
C　ziprasidone
D　アリピプラゾール

❖ Q 4-11の答え
正解はD。

選択肢	同僚たちの解答
A クロザピン	2%
B オランザピン	1%
C ziprasidone	9%
D アリピプラゾール	85%

A, B 不正解。クロザピンとオランザピンは体重増加を起こす可能性が高いため，この患者では避けるべきである。さらに，クロザピンは副作用として心筋炎を起こす可能性があるため，この患者には禁忌であろう。

C 不正解。ziprasidoneはQTc延長を起こすことがあるため，通常は心筋梗塞直後に使用すべきでない。

D 正解。この場合，最善の治療薬はアリピプラゾールであろう。なぜなら，アリピプラゾールは体重増加のリスクが最も低く，低血圧を除けば，心臓への副作用が少ないからである。

文献

Schatzberg AF, Nemeroff CB. *Textbook of psychopharmacology*, fourth edition. Washington, DC: American Psychiatric Publishing, Inc.; 2009. (Chapters 28-33)

Stahl SM. *Stahl's essential psychopharmacology*, third edition. New York, NY: Cambridge University Press; 2008. (Chapter 10)

Stahl SM. *Stahl's essential psychopharmacology, the prescriber's guide*, fourth edition. New York, NY: Cambridge University Press; 2011. (Antipsychotic chapters)

Stahl SM, Mignon L. *Stahl's illustrated antipsychotics*, second edition. New York, NY: Cambridge University Press; 2009.

Q 4-12

ジェームズは32歳の海洋生物学者である。18歳のときに双極Ⅰ型障害と診断されから,リチウム 1,000 mg/日とラモトリギン 100 mg/日で維持されている。最近親知らずを抜いたため,イブプロフェン 600 mgを1日2〜3回服用している。すると突然,振戦,下痢,嘔吐,重度の鎮静がみられた。これらの副作用の原因は何か?

A　ラモトリギンはイブプロフェンの血漿中濃度を上昇させ,イブプロフェン中毒を引き起こした。
B　イブプロフェンはリチウムの血漿中濃度を上昇させ,リチウム中毒を引き起こした。
C　リチウムはラモトリギンの血漿中濃度を上昇させ,ラモトリギン中毒を引き起こした。
D　親知らずの抜歯後に感染症を罹患した。

❖ Q 4-12の答え

正解はB。

選択肢		同僚たちの解答
A	ラモトリギンはイブプロフェンの血漿中濃度を上昇させ、イブプロフェン中毒を引き起こした	2%
B	イブプロフェンはリチウムの血漿中濃度を上昇させ、リチウム中毒を引き起こした	98%
C	リチウムはラモトリギンの血漿中濃度を上昇させ、ラモトリギン中毒を引き起こした	0%
D	親知らずの抜歯後に感染症を罹患した	1%

A, C 不正解。ラモトリギンはイブプロフェンともリチウムとも相互作用しない。また、リチウムもラモトリギンの血漿中濃度を上昇させない。

B 正解。イブプロフェンなどの非ステロイド性抗炎症薬は、リチウムの血漿中濃度を上昇させることがあり、リチウム療法に追加する際は慎重に行う必要がある。リチウムは治療域と中毒域が近い(治療域が狭い)。ジェームズの症状はリチウム中毒の徴候である。

D 不正解。親知らず抜歯後には、口腔内の37.8℃以上の発熱、異常な発汗、疼痛、塩辛い味あるいは長期間の嫌な味などの感染徴候がみられ、手術部位から出血の証拠があったりなかったりする。しかし、この患者が示した副作用とは異なる。

文献

Hersh EV, Pinto A, Moore PA. Adverse drug interactions involving common prescription and over-the-counter analgesic agents. *Clin Ther* 2007; 29 (suppl): 2477-97.

Schatzberg AF, Nemeroff CB. *Textbook of psychopharmacology*, fourth edition. Washington, DC: American Psychiatric Publishing, Inc.; 2009. (Chapter 54)

Stahl SM. *Case studies: Stahl's essential psychopharmacology*. New York, NY: Cambridge University Press; 2011.

Stahl SM. *Stahl's essential psychopharmacology, the prescriber's guide*, fourth edition. New York, NY: Cambridge University Press; 2011. (Anticonvulsant and antipsychotic chapters)

Q 4-13

10歳のレベッカは歩き始めたころからてんかん性発作がみられている。彼女は暴力的な怒りの爆発をもち，兄を攻撃するなど，きわめて易刺激性の行動が6か月間継続して認められたため，8歳のときに母親に精神科に連れていかれた。注意欠如・多動性障害 attention deficit/hyperactivity disorder(ADHD)やその他の行為障害をスクリーニングしてから，ジョーンズ医師は彼女を双極Ⅰ型障害と診断し，カルバマゼピン 800 mg/日を処方した。ここ2年ほどは2,3回の躁病エピソードしか起こしていないが，最近ひどい片頭痛がしばしばみられるようになった。体重はいまや30 kg(身長 100 cm，BMI＝30)まで増加しており，これ以上体重増加を起こす薬物を母親は望んでいない。次のうち，彼女の現在の治療に追加できる薬物とその投与量として適切なものはどれか？

A トピラマート 150 mg/日(＝5 mg/kg/日)
B トピラマート 400 mg/日(＝13 mg/kg/日)
C リチウム 900 mg/日
D リチウム 1,800 mg/日
E オランザピン 10 mg/日
F オランザピン 30 mg/日

❖ Q 4-13の答え

正解はA。

選択肢		同僚たちの解答
A	トピラマート 150 mg/日(=5 mg/kg/日)	90%
B	トピラマート 400 mg/日(=13 mg/kg/日)	7%
C	リチウム 900 mg/日	3%
D	リチウム 1,800 mg/日	0%
E	オランザピン 10 mg/日	1%
F	オランザピン 30 mg/日	0%

A 正解。トピラマートは双極性障害の補助薬として承認外使用されるほか，片頭痛薬として米国食品医薬品局 Food and Drug Administration(FDA)に承認されている。体重を増加させる可能性はなく，むしろ体重を減少させるかもしれない。小児には成人よりも低用量が推奨されており，一般に小児の治療域は5～9 mg/kg/日である。

B 不正解。この投与量は小児には多すぎる。

C, D 不正解。リチウムは血管性頭痛に対して適応されることはあるが，小児には推奨されていない。小児は成人よりもリチウムによる重篤な副作用を起こしやすい。さらに，リチウムは体重増加を起こすことがあり，これは彼女の母親が避けたいと思っている副作用である。

E, F 不正解。抗精神病薬であるオランザピンは破綻的な躁病エピソードに対するカルバマゼピンの補助薬として好ましいが，体重増加を起こす可能性がきわめて高いため，この患者には選択すべきではないであろう。

文献

Schatzberg AF, Nemeroff CB. *Textbook of psychopharmacology*, fourth edition. Washington, DC: American Psychiatric Publishing, Inc.; 2009. (Chapters 62-65)

Stahl SM. *Stahl's essential psychopharmacology*, third edition. New York, NY: Cambridge University Press; 2008. (Chapter 13)

Stahl SM. *Stahl's essential psychopharmacology, the prescriber's guide*, fourth edition. New York, NY: Cambridge University Press; 2011. (Anticonvulsant and antipsychotic chapters)

Q 4-14

27歳の双極性障害の図書館員。ラモトリギンの増量中に発疹が生じた。他の薬物への変更が必要であるが,過去に過敏症を起こしているためリチウムを服用できず,また肝障害があるためバルプロ酸も服用できない。そこで,ziprasidoneが処方された。次のうち,この患者に適切な増量スケジュールはどれか？

A　1日目：40 mgを1日2回,2日目：60〜80 mgを1日2回,食事とともには服用しない。
B　1日目：40 mgを1日2回,2日目：60〜80 mgを1日2回,食事とともに服用する。
C　増量は必要ない。1日目：80 mgを1日2回,食事とともには服用しない。
D　増量は必要ない。1日目：80 mgを1日2回,食事とともに服用する。

❖ Q 4-14の答え

正解はB。

選択肢		同僚たちの解答
A	1日目:40 mgを1日2回,2日目:60〜80 mgを1日2回,食事とともには服用しない	7%
B	**1日目:40 mgを1日2回,2日目:60〜80 mgを1日2回,食事とともに服用する**	**83%**
C	増量は必要ない。1日目:80 mgを1日2回,食事とともには服用しない	2%
D	増量は必要ない。1日目:80 mgを1日2回,食事とともに服用する	9%

A, C, D　不正解。

B　正解。ziprasidoneは徐々に増量すべきで,1日目には40 mgの1日2回投与で開始すべきである。目標用量は160 mg/日になることもある(分割投与,2日目から)。なぜなら,よりよい効果がこの前後の投与量でみられるからである。食物はziprasidoneの吸収を促進し,生物学的利用度を2倍にし,血漿中濃度を上昇させるので,食事とともに服用するのが最善である。

文献

Canas F, Correll CU, Fagiolini A et al. Practical guidance for prescribing ziprasidone in acute manic or mixed episodes of bipolar I disorder. *ExpertOpin Pharmacother* 2011; 12(14): 2245-63.

Schatzberg AF, Nemeroff CB. *Textbook of psychopharmacology,* fourth edition. Washington, DC: American Psychiatric Publishing, Inc.; 2009. (Chapters 28-33)

Stahl SM. *Stahl's essential psychopharmacology, the prescriber's guide*, fourth edition. New York, NY: Cambridge University Press; 2011. (Antipsychotic chapters)

Stahl SM, Mignon L. *Stahl's illustrated antipsychotics*, second edition. New York, NY: Cambridge University Press; 2009.

Q 4-15

双極性障害の患者。バルプロ酸を服用していたが,抑うつ症状は部分的なコントロールしか得られず,主治医はラモトリギンの追加を選択した。ラモトリギン単剤療法と比べ,バルプロ酸投与下でのラモトリギンの増量スケジュールはどのような調節が必要とされるか?

A　より緩徐な増量スケジュールで,同様の目標用量まで
B　同様の増量スケジュールで,半量の目標用量まで
C　より緩徐な増量スケジュールで,半量の目標用量まで
D　同様の増量スケジュールで,同様の目標用量まで

❖ Q 4-15の答え

正解はC。

選択肢		同僚たちの解答
A	より緩徐な増量スケジュールで,同様の目標用量まで	16%
B	同様の増量スケジュールで,半量の目標用量まで	18%
C	**より緩徐な増量スケジュールで,半量の目標用量まで**	**61%**
D	同様の増量スケジュールで,同様の目標用量まで	5%

C 正解。バルプロ酸はラモトリギンの血漿中濃度を上昇させるので,バルプロ酸投与患者にラモトリギンを追加するときは,ラモトリギン単剤療法の開始時よりも目標用量を低く設定し,より緩徐に増量する必要がある。*

A, B, D 不正解。

1〜2週目:25 mgの隔日投与
3〜4週目:25 mg/日まで増量
5週目:50 mg/日まで増量
6週目:100 mg/日まで増量

章全体の平均正答率

第4章の平均正答率は77%であった。

文献

Stahl SM. *Stahl's essential psychopharmacology, the prescriber's guide*, fourth edition. New York, NY: Cambridge University Press; 2011.

---

* 訳注:日本でもバルプロ酸とラモトリギンの併用開始時の増量スケジュールに注意が喚起されている。詳しくは添付文書を参照されたい。

5　不安と抗不安薬

Q 5-1

35歳の女性。診察に来て，日頃から抱いている心配について話し始めた。彼女は若いころから，身近な人の誰かが不慮の事故で死んでしまうのではないかと憂慮していた。年をとるにつれ，彼女の家族や友人が自分にとってどんなに大事だったかを伝えることもできずに死んでしまうのではないかという不安によって，この憂慮は悪化していった。また，彼女は子どもを産んでから，子どもの身の安全を心配するあまり，子どもが家から出かけることを極端に嫌った。さらに，最近は常に自分の将来についても憂慮しており，パニック発作も経験した。この患者の今の症状は何と診断できるか？

A　外傷後ストレス障害 posttraumatic stress disorder(PTSD)
B　パニック障害
C　社交不安障害
D　全般性不安障害

❖ Q 5-1の答え
正解はD。

選択肢	同僚たちの解答
A PTSD	0%
B パニック障害	1%
C 社交不安障害	1%
D 全般性不安障害	**98%**

A 不正解。PTSDは，一般に外傷的な出来事によって生じる。この患者は実際に外傷的な死の体験をしていないと思われる。ただそれを過剰に憂慮しているだけのようにみえる。

B 不正解。パニック障害は自生的なパニック発作の出現を特徴としているが，この患者にそのような報告はない。

C 不正解。社交不安障害における憂慮は困惑と関連しているが，この患者の憂慮は死の恐怖に関連している。

D 正解。この患者は，全般性不安や憂慮を通じた全般性不安障害の中核症状を示している。不安発作もみられているが，単発のパニック発作だけでは，パニック障害や社交不安障害の診断にはいずれも不十分である。

文献

Schatzberg AF, Nemeroff CB. *Textbook of psychopharmacology*, fourth edition. Washington, DC: American Psychiatric Publishing, Inc.; 2009. (Chapter 47)

Stahl SM. *Stahl's essential psychopharmacology*, third edition. New York, NY: Cambridge University Press; 2008. (Chapter 14)

Stahl SM, Grady MM. *Stahl's illustrated anxiety, stress, and PTSD*. New York, NY: Cambridge University Press; 2010. (Chapter 2)

Q 5-2

35歳の陸軍退役軍人の男性。過度の号泣を主訴に受診した。彼は家族に再び会うことができずに死んでしまうのではという考えに誘発され,しばしば過度に号泣してしまうことには気づいている。さらに,ほとんどの夜は眠れず,目の前の仕事に集中できないと述べている。また,彼はしばしば緊張していて,妻に対してはいつもよりも「キレやすく」なっていると感じている。キレると,しばしば呼吸困難と頻脈の発作が引き起こされる。この呼吸困難の症状は,次のうち,どの部位の活性化に関連していると仮説上考えられているか?

A 海馬
B 視床下部
C 傍小脳脚核 parabrachial nucleus
D 中脳水道周囲灰白質 periaquaductal gray

❖ Q 5-2の答え

正解はC。

選択肢		同僚たちの解答
A	海馬	22%
B	視床下部	29%
C	**傍小脳脚核**	**41%**
D	中脳水道周囲灰白質	8%

A 不正解。外傷後ストレス障害(PTSD)としばしば関連する現象である再体験が生じるときには，海馬は扁桃体と相互関係をもっている。

B 不正解。視床下部は恐怖に関連する内分泌出力を調節し，コルチゾールの出力を増加させる。視床下部-下垂体-副腎系 hypothalamic-pituitary-adrenal axis (HPA軸)の活性化が長期間続くと，冠動脈疾患，2型糖尿病，脳卒中のリスクが増大する。

C 正解。傍小脳脚核は呼吸の変化を調節する。これは不安反応の際に生じることがあり，扁桃体によって活性化される。傍小脳脚核の過剰な活性化は，呼吸数や息切れや窒息するような感じなどの症状を増加させうる。

D 不正解。中脳水道灰白質は，恐怖反応中にしばしばみられる攻撃か逃避か反応に関連しているが，呼吸反応には関連していない。

文献

Schatzberg AF, Nemeroff CB. *Textbook of psychopharmacology*, fourth edition. Washington, DC: American Psychiatric Publishing, Inc.; 2009. (Chapters 7, 47)

Stahl SM. *Stahl's essential psychopharmacology*, third edition. New York, NY: Cambridge University Press; 2008. (Chapter 14)

Stahl SM, Grady MM. *Stahl's illustrated anxiety, stress, and PTSD*. New York, NY: Cambridge University Press; 2010. (Chapter 1)

Q 5-3

46歳の女性。不安に基づくいくつかの症状を長年もっており，以前に全般性不安障害と診断された。彼女は入眠困難に加え集中困難を訴えている。また，家族からは最近些細な出来事でも彼らに対して強い怒りをあらわにしていると言われたらしい。長時間泣いたり，イライラして冷ややかな状態になることも多いという。患者の現状から判断して，このようなストレスの多い反応（過度の号泣，易疲労性，集中困難，緊張感，易刺激性など）を示し続けるときには，次のうち，どのようなことが生じている可能性があるか？

A 海馬容積の増大
B 脳由来神経栄養因子 brain-derived neurotrophic factor(BDNF)産生の減少
C ストレスに対する反応性の低下
D 海馬容積の減少
E BとD
F AとC

❖ Q 5-3の答え

正解はE。

選択肢	同僚たちの解答
A 海馬容積の増大	4%
B BDNF産生の減少	3%
C ストレスに対する反応性の低下	2%
D 海馬容積の減少	5%
E BとD	**79%**
F AとC	6%

A, C 不正解。慢性的なストレスを受けると海馬容積は減少すると理論的には考えられている。成長中に軽度のストレスを受けた患者では、ストレスに対する反応性が低下するかもしれない。それにより、成人期のストレス耐性が高まることになるかもしれない。しかし、この成人患者が受けているような長期間の強いストレスが、ストレスに対する反応性を低下させることはない。

B, D それぞれは正解。慢性ストレスを経験している患者ではBDNFの産生が低下し、神経細胞の形成や維持および神経連絡が低下していることがある。海馬容積の減少はおそらくBNDF発現の減少に関連しており、大うつ病やある種の不安障害など慢性的なストレス状態で報告されている。ストレス関連障害に対する主な治療戦略は、セロトニン選択的再取り込み阻害薬 selective serotonin reuptake inhibitor(SSRI)の使用である。セロトニンはBDNF遊離を誘導するシグナル伝達カスケードを開始するため、SSRIはBDNF値を上昇させることができる。

E 正解。BとDが正しい。

F 不正解。AとCは正しくない。

文献

Bremner JD. Stress and brain atrophy. *CNS Neurol Disord Drug Targets* 2006; 5(5): 503-12.

Schatzberg AF, Nemeroff CB. *Textbook of psychopharmacology*, fourth edition. Washington, DC: American Psychiatric Publishing, Inc.; 2009. (Chapters 7, 47)

Stahl SM, Grady MM. *Stahl's illustrated anxiety, stress, and PTSD*. New York, NY: Cambridge University Press; 2010. (Chapter 1)

Q 5-4

26歳の女性。コデインの効果が最近低下したと感じ，あなたの診察室に現れた。コデインについては，中等度の腹痛を伴う過敏性腸症候群に対して以前よい効果があり，彼女は数か月服用していた。しかし最近彼女はパロキセチンを処方された。次のうち，パロキセチンのどの特性が鎮痛薬としてのコデインの効果減退に関連しているか？

A 抗コリン作用(M_1)
B セロトニントランスポーター serotonin transporter(SERT)阻害
C CYP450 2D6阻害
D 一酸化窒素合成酵素阻害

❖ Q 5-4の答え

正解はC。

選択肢		同僚たちの解答
A	抗コリン作用(M_1)	9%
B	SERT阻害	7%
C	**CYP450 2D6阻害**	**79%**
D	一酸化窒素合成酵素阻害	5%

A 不正解。パロキセチンの抗コリン作用は平穏化や鎮静的な性質をもたらすかもしれないが,コデインとの薬物相互作用やコデインの効果減退をもたらすことはないであろう。

B 不正解。SERT阻害はパロキセチンの抗不安作用の背後にある主要な機序であるが,コデインの効果減退とは関係しない。

C 正解。パロキセチンによるCYP450 2D6阻害は,コデインのモルヒネへの代謝を低下させることで,コデインの鎮痛効果に干渉する可能性があり,そのためコデインの効果を低下させる可能性がある。

D 不正解。一酸化窒素合成酵素阻害はパロキセチンに伴う性機能障害の一因になるかもしれないが,コデインの効果減少を引き起こすことはないであろう。

文献

Schatzberg AF, Nemeroff CB. *Textbook of psychopharmacology*, fourth edition. Washington, DC: American Psychiatric Publishing, Inc.; 2009. (Chapters 12-18, 21-23, 25)

Stahl SM. *Stahl's essential psychopharmacology, the prescriber's guide*, fourth edition. New York, NY: Cambridge University Press; 2011. (Antidepressant chapters)

Stahl SM, Grady MM. *Stahl's illustrated anxiety, stress, and PTSD*. New York, NY: Cambridge University Press; 2010. (Chapter 4)

Q 5-5

51歳の慢性の外傷後ストレス障害(PTSD)の男性退役軍人。2年前のイラク戦争での経験に関連した覚醒と不安の衰弱性症状に対して薬物療法を行うことに合意した。次のうち,第1選択の治療として適切なものはどれか？

A　パロキセチン
B　パロキセチン,あるいはジアゼパム
C　パロキセチン,ジアゼパム,あるいはD-サイクロセリン
D　パロキセチン,ジアゼパム,D-サイクロセリン,あるいはクエチアピン

❖ Q 5-5の答え

正解はA。

選択肢		同僚たちの解答
A	パロキセチン	74%
B	パロキセチン,あるいはジアゼパム	13%
C	パロキセチン,ジアゼパム,あるいはD-サイクロセリン	3%
D	パロキセチン,ジアゼパム,D-サイクロセリン,あるいはクエチアピン	11%

A 正解。パロキセチンはSSRIでPTSDに対する使用が承認されている。
B 不正解。ジアゼパムはベンゾジアゼピンである。ベンゾジアゼピンがPTSDに対する有効性を示すエビデンスはなく,通常はPTSDの第1選択薬として推奨されない。
C 不正解。D-サイクロセリンはNMDA受容体のアゴニストで,恐怖消去の促進に有用であると理論的に考えられており,曝露療法と併せて使用すると有用かもしれない。しかし,第1選択薬ではない。
D 不正解。クエチアピンは非定型抗精神病薬で,PTSDの第1選択薬としては承認されていないが,一部の患者では第3選択薬として,特に睡眠障害や悪夢の改善に有用かもしれない。

文献

Sauve W, Stahl SM. Psychopharmacological treatment of PTSD. In: *Treating PTSD in military personnel: a clinical handbook.* New York, NY: Guilford Press; 2011.
Schatzberg AF, Nemeroff CB. *Textbook of psychopharmacology*, fourth edition. Washington, DC: American Psychiatric Publishing, Inc.; 2009. (Chapter 56)
Stahl SM. *Case studies: Stahl's essential psychopharmacology.* New York, NY: Cambridge University Press; 2011.
Stahl SM, Grady MM. *Stahl's illustrated anxiety, stress, and PTSD.* New York, NY: Cambridge University Press; 2010. (Chapters 4-8)

Q 5-6

45歳の女性。1年前に駐車場ビルに行く途中にレイプされてから常に，男性をみると恐怖を再体験するようになった。この症状は2つの脳部位が相互作用することで起こっているが，その2つの部位とは次のうちどこか？

A 前脳基底部と扁桃体
B 側坐核と前頭前皮質
C 海馬と側坐核
D 扁桃体と海馬
E 視床下部と前脳基底部

❖ Q 5-6の答え
正解はD。

選択肢		同僚たちの解答
A	前脳基底部と扁桃体	5%
B	側坐核と前頭前皮質	2%
C	海馬と側坐核	5%
D	**扁桃体と海馬**	**87%**
E	視床下部と前脳基底部	1%

A 不正解。前脳基底部は記憶や覚醒に関連する。扁桃体は恐怖,不安,パニックに関連する。扁桃体は不安において重要な脳部位であるが,前脳基底部は脳の他の領域と相互作用して再体験を起こす部位ではない。

B 不正解。側坐核は幻覚,易疲労性,動機などに関連する。前頭前皮質は集中力,情動,憂慮,罪責感,自殺傾向などに関連する。

C 不正解。海馬は記憶の再体験に関連するが,側坐核と相互作用して再体験を起こす部位ではない(上述)。

D 正解。扁桃体と海馬は相互作用して,外傷後ストレス障害(PTSD)の症状である再体験を起こす部位である。

E 不正解。視床下部は睡眠,食欲,内分泌を調節する。前脳基底部は記憶や覚醒を調節する。

文献

Schatzberg AF, Nemeroff CB. *Textbook of psychopharmacology*, fourth edition. Washington, DC: American Psychiatric Publishing, Inc.; 2009. (Chapters 7, 47)

Stahl SM. *Stahl's essential psychopharmacology*, third edition. New York, NY: Cambridge University Press; 2008. (Chapter 14)

Stahl SM, Grady MM. *Stahl's illustrated anxiety, stress, and PTSD*. New York, NY: Cambridge University Press; 2010. (Chapter 1)

Q 5-7

39歳の男性。外傷後ストレス障害(PTSD)に関連した憂慮や不安をなくすために，過去6か月間セルトラリン 100 mg/日を服用している。まだ障害はあるが，ある程度の反応は得られている。次のうち，セルトラリンのどの二次的な特性が，抗不安作用に最も関連していると考えられるか？

A　ドーパミントランスポーター dopamine transporter(DAT)阻害
B　σ_1受容体への結合
C　CYP450 2D6阻害

❖ Q 5-7の答え
正解はB。

選択肢	同僚たちの解答
A　DAT阻害	41%
B　σ₁受容体への結合	**51%**
C　CYP450 2D6阻害	7%

A 不正解。セルトラリンのDAT占拠は抗うつ作用の一因になるかもしれないが，抗不安作用は期待できないであろう。

B 正解。セルトラリンはσ₁受容体に結合して，精神病症状や幻覚を伴ううつ病に対する効果だけでなく，抗不安作用の一因となると考えられる。

C 不正解。CYP450 2D6阻害は高用量で認められるかもしれないが，おそらくこの作用は弱く，抗不安作用とは関係していない。

文献
Schatzberg AF, Nemeroff CB. *Textbook of psychopharmacology*, fourth edition. Washington, DC: American Psychiatric Publishing, Inc.; 2009. (Chapters 12-18, 21-23, 25)

Stahl SM. *Stahl's essential psychopharmacology*, third edition. New York, NY: Cambridge University Press; 2008. (Chapter 14)

Stahl SM, Grady MM. *Stahl's illustrated anxiety, stress, and PTSD*. New York, NY: Cambridge University Press; 2010. (Chapter 3)

Q 5-8

19歳の社交不安障害の女性。ひどく混雑した場所でパニック発作を起こすことがあり、このような場所をまったく回避するようになった。次のうち、社交不安障害に関連するGABA$_A$受容体のサブユニットは何か？

A　α1サブユニット
B　α2サブユニット
C　α4サブユニット

❖ Q 5-8の答え

正解はB。

選択肢	同僚たちの解答
A α1サブユニット	23%
B α2サブユニット	66%
C α4サブユニット	11%

A 不正解。α1およびγ2サブユニットは理論的には睡眠に関連すると考えられている。

B 正解。α2およびα3サブユニットは理論的には不安に関連すると考えられている。

C 不正解。α4およびδサブユニットをもつ受容体は不安と直接関連するとは考えられていない。むしろ，持続性抑制 tonic inhibitionの調節に関係している。

文献

Schatzberg AF, Nemeroff CB. *Textbook of psychopharmacology*, fourth edition. Washington, DC: American Psychiatric Publishing, Inc.; 2009. (Chapter 24)

Stahl SM. *Stahl's essential psychopharmacology*, third edition. New York, NY: Cambridge University Press; 2008. (Chapter 14)

Stahl SM, Grady MM. *Stahl's illustrated anxiety, stress, and PTSD*. New York, NY: Cambridge University Press; 2010. (Chapter 4)

Q 5-9

45歳の女性。手洗いの強迫行為と消臭剤の強迫観念をもっている。これらの症状から判断すると,彼女にどのようなことが起こっていると考えられるか？

A 彼女は生まれつきカテコール-O-メチル転位酵素 catechol-O-methyltransferase (*COMT*) Met遺伝子型をもっているかもしれず,憂慮や不安障害の発症リスクが高くなっている。
B 彼女は生まれつき*COMT* Val遺伝子型をもっているかもしれず,憂慮や不安障害の発症リスクが高くなっている。
C 彼女は生まれつきセロトニントランスポーター(*SERT*)のl変異体をもっているかもしれず,気分障害や不安障害の発症リスクが高くなっている。
D 彼女は生まれつき*SERT*のs変異体をもっているかもしれず,気分障害や不安障害の発症リスクが高くなっている。
E AとD
F BとC

❖ Q 5-9の答え

正解はE。

選択肢		同僚たちの解答
A	彼女は生まれつきCOMT Met遺伝子型をもっているかもしれず,憂慮や不安障害の発症リスクが高くなっている	4%
B	彼女は生まれつきCOMT Val遺伝子型をもっているかもしれず,憂慮や不安障害の発症リスクが高くなっている	5%
C	彼女は生まれつきSERTのl変異体をもっているかもしれず,気分障害や不安障害の発症リスクが高くなっている	5%
D	彼女は生まれつきSERTのs変異体をもっているかもしれず,気分障害や不安障害の発症リスクが高くなっている	8%
E	AとD	59%
F	BとC	19%

A, D それぞれは正解。生まれつきCOMT Met遺伝子型をもつ人は,憂慮や不安障害になるリスクが高いであろう。さらに,生まれつきSERT遺伝子のs変異体をもつ人は,気分障害と不安障害になるリスクが高い。

E 正解。AとDが正しい。この患者の強迫性障害は,COMT Met遺伝子型あるいはSERT遺伝子のs変異体のどちらかが関連しているであろう。

B, C, F 不正解。生まれつきCOMT Val遺伝子型をもつ人は,Met遺伝子型をもつ人と比べて,不安障害に発展するリスクが低い。SERT遺伝子のl変異をもつ人は,s変異をもつ人よりストレスや不安に対する回復力 resilienceが高い。

文献

Lonsdorf TB, Weike AI, Nikamo P et al. Genetic gating of human fear learning and extinction. *Psychological Sci* 2009; 20: 198-206.

Munafo MR, Brown SM, Hariri AR. Serotonin transporter (5-HTTLPR) genotype and amygdala activation: a meta-analysis. *Biol Psychiatry* 2008; 63: 852-7.

Risch N, Herrel R, Lehner T et al. Interaction between the serotonin transporter gene (5-HTTLPR), stressful life events, and risk of depression: a meta-analysis. *JAMA* 2009; 301: 2462-71.

Stahl SM, Grady MM. *Stahl's illustrated anxiety, stress, and PTSD.* New York, NY: Cambridge University Press; 2010. (Chapter 1)

Q 5-10

67歳の男性。ベトナム戦争のときから外傷後ストレス障害(PTSD)を発症し，その治療のため週1回の認知行動療法 cognitive-behavioral therapy(CBT)を10週続けている。その結果，ベトナムでの巨大なトレーラの運転に由来する自分が恐れている刺激に対する反応が信じられないほど改善され始めた。この時点に達するまでに，最長の推奨治療期間のCBTと，NMDA受容体のグリシン結合部位のアゴニストであるD-サイクロセリンの導入が必要であった。この患者は何を経験したのか？

A 恐怖条件付け
B 恐怖消去
C 恐怖促進
D 恐怖管理

❖ Q 5-10の答え
正解はB。

選択肢	同僚たちの解答
A 恐怖条件付け	10%
B 恐怖消去	**72%**
C 恐怖促進	1%
D 恐怖管理	18%

A 不正解。恐怖条件付けは，恐怖経験に関連する刺激を思い出すためには扁桃体が「条件付けられている」ことに関係するものであり，このような刺激に再び遭遇すると恐怖反応の引き金が引かれる。

B 正解。恐怖消去は恐怖条件付けの抑制に関連する過程である。これはCBTを介して行われる可能性があり，また理論的にはNMDA受容体の機能を亢進させる薬物(グリシン結合部位アゴニストであるD-サイクロセリンなど)によって促進されうる。

C 不正解。恐怖促進はこの過程を表す臨床用語ではない。

D 不正解。恐怖管理は，恐怖刺激に対するより極端でない反応の学習を表す臨床用語ではない。

文献

Davis M, Ressler K, Rothbaum BO, Richardson R. Effects of D-cycloserine on extinction: translation from preclinical to clinical work. *Biol Psychiatry* 2006; 60: 369-75.

Schatzberg AF, Nemeroff CB. *Textbook of psychopharmacology*, fourth edition. Washington, DC: American Psychiatric Publishing, Inc.; 2009. (Chapter 56)

Stahl SM. *Case studies: Stahl's essential psychopharmacology*. New York, NY: Cambridge University Press; 2011.

Stahl SM, Grady MM. *Stahl's illustrated anxiety, stress, and PTSD*. New York, NY: Cambridge University Press; 2010. (Chapters 4-8)

Q 5-11

26歳のパニック障害の女性。恐怖症とパニック発作の治療のための薬物療法開始に意欲的である。そこでクロナゼパム*が処方された。この患者に推奨される投与法として適切なものは次のうちどれか？

A 0.25 mg/日で開始し，3日後に1 mg/日に増量
B 4 mg/日で開始し，1週後に6 mg/日に増量
C 2 mg/日で開始し，20 mg/日に達するまで3日ごとに増量
D 1.5 mg/日で開始し，2日ごとに0.5 mg/日増量

＊訳注：日本ではクロナゼパムはパニック障害に対して適応を得ていない。

❖ Q 5-11の答え

正解はA。

選択肢		同僚たちの解答
A	0.25 mg/日で開始し，3日後に1 mg/日に増量	82%
B	4 mg/日で開始し，1週後に6 mg/日に増量	3%
C	2 mg/日で開始し，20 mg/日に達するまで3日ごとに増量	1%
D	1.5 mg/日で開始し，2日ごとに0.5 mg/日を増量	14%

A 正解。パニック障害に対する通常推奨用量は，0.25 mg/日の1日2回投与で開始し，3日後に1 mg/日に増量し，1日2回あるいは就寝前1回投与である。

B 不正解。パニック障害に対する最大用量は通常4 mg/日であると考えられ，初期投与量ではない。

C 不正解。2 mg/日はパニック障害に対する通常推奨初期投与量ではない。さらに，20 mg/日はてんかん性発作に対する最大用量であり，パニック障害に対するものではない。

D 不正解。1.5 mg/日は通常てんかん性発作に対する推奨初期投与量であり，パニック障害に対するものではない。

文献

Schatzberg AF, Nemeroff CB. *Textbook of psychopharmacology*, fourth edition. Washington, DC: American Psychiatric Publishing, Inc.; 2009. (Chapter 24)

Stahl SM. *Stahl's essential psychopharmacology, the prescriber's guide*, fourth edition. New York, NY: Cambridge University Press; 2011. (Benzodiazepine chapters)

Q 5-12

55歳の男性。1年間前から全般性不安障害のためbuspironeを服用している。最近，集中力の向上を感じ始め，疾患にかかってから昔ほど完全には楽しめていなかったサッカーの試合に参加することが，ますます面白くなってきたと喜んでいる。この陽性反応の基盤となったbuspironeの作用機序は何か？

A　投与初期のセロトニンの増加
B　グルタミン酸遊離の減少
C　セロトニン1A受容体での作用
D　セロトニン1B/D受容体での作用

❖ Q 5-12の答え
正解はC。

選択肢	同僚たちの解答
A 投与初期のセロトニンの増加	8%
B グルタミン酸遊離の減少	10%
C セロトニン1A受容体での作用	**74%**
D セロトニン1B/D受容体での作用	8%

A 不正解。buspironeは投与開始初期にセロトニンを増加させるかもしれないが，この作用はこの患者の治療効果を説明できるものではない。なぜなら，この治療効果は，投与後すぐに生じるのではなく，継続して使用した後に感じられることが多いからである。

B 不正解。buspironeのようなセロトニン1A部分アゴニストは，ドーパミン系に作用して，通常，グルタミン酸遊離を減少させるのでなく増加させる。

C 正解。セロトニン1A部分アゴニストは，シナプス前細胞体樹状突起の自己受容体とシナプス後受容体の両方に作用して不安を減少させるのであろう。

D 不正解。buspironeはセロトニン1B/D受容体には作用しない。

文献

Schatzberg AF, Nemeroff CB. *Textbook of psychopharmacology*, fourth edition. Washington, DC: American Psychiatric Publishing, Inc.; 2009. (Chapters 12-18, 21-23, 25)

Stahl SM. *Stahl's essential psychopharmacology*, third edition. New York, NY: Cambridge University Press; 2008. (Chapter 14)

Stahl SM, Grady MM. *Stahl's illustrated anxiety, stress, and PTSD*. New York, NY: Cambridge University Press; 2010. (Chapter 4)

Q 5-13

4歳の女子。虐待とネグレクトを受けていると疑われ，社会福祉サービスによって家から保護された。重篤な人生早期のストレスは，視床下部-下垂体-副腎系(HPA軸)の機能を変化させ，ストレス関連障害に発展するリスクを高めることがある。早期のストレスで生じるHPA軸の機能変化を防ぐためには，どの段階での調節が必要であると報告されているか？

A 副腎皮質刺激ホルモン放出ホルモン corticotropin releasing hormone(CRH)遺伝子発現/CRH活性
B 副腎皮質刺激ホルモン adrenocorticotropin hormone(ACTH)遺伝子発現/ACTH活性
C コルチゾール遺伝子発現/コルチゾール活性

❖ Q 5-13の答え

正解はA。

選択肢		同僚たちの解答
A	CRH遺伝子発現/CRH活性	98%
B	ACTH遺伝子発現/ACTH活性	2%
C	コルチゾール遺伝子発現/コルチゾール活性	0%

A 正解。人生早期の重篤なストレスで生じることのあるHPA軸の機能変化は，Crh遺伝子から始まるであろう。すなわち，早期に軽度あるいは重度のストレスを受けると，他よりもまずCrh遺伝子の発現が変化する。軽度のストレスの場合は，CRHタンパク質の減少により，ストレスに反応するペプチドの遊離が減少し，さらにはグルココルチコイドの遊離が減少する。これにより，最終的にグルココルチコイド受容体のアップレギュレーションが起こる。さらに，ヒトに慣れていないラットを用いた研究により，CRHとCRH1受容体の結合を阻害すると，同様の変化がみられ，その変化に一致して認知機能は向上することが示された。同様に，早期に慢性ストレスに曝露されたすぐ後にCRH1受容体を阻害すると，成熟期での海馬機能を正常化させることができる。

これらの結果から，ストレス関連障害のリスクが上昇する機序は，ずっと若いころに発動していることが示唆される。したがって，その後の人生でより大きなリスクを与える可能性がある遺伝子発現の変化を防ぐためには，発症してから治療するのではなく，早期のストレスへの曝露後，あるいは曝露中に治療を開始する必要があるかもしれない。このことは，早期にストレスに曝露されたずっと後の成人期においては，大うつ病の治療にCRH1アンタゴニストがほとんど無効であることを説明しているであろう。

B，C 不正解。

文献

Korosi A, Baram TZ. Plasticity of the stress response early in life: mechanisms and significance. *Dev Psychobiol* 2010; 52: 661-70.

McClelland S, Korosi A, Cope J, Ivy A, Baram TZ. Emerging roles of epigenetic mechanisms in the enduring effects of early-life stress and experience on learning and memory. *Neurobiol Learning Mem* 2011; 96(1): 79-88.

Q 5-14

19歳の女性。重度の広場恐怖症で，慣れない場所やあまりに混雑した場所はどこでも避けるようにしている。彼女は混雑したショッピングモールにたまたま行ったとすると，必ず重度のパニック発作を起こす。現在の仮説では，この症状に関係する神経伝達物質は次のうちどれか？

A　セロトニン
B　ドーパミン
C　グルタミン酸
D　ノルエピネフリン
E　GABA
F　AとBとCとD
G　AとCとDとE

❖ Q 5-14の答え

正解はG。

選択肢	同僚たちの解答
A　セロトニン	1%
B　ドーパミン	0%
C　グルタミン酸	2%
D　ノルエピネフリン	4%
E　GABA	1%
F　AとBとCとD	25%
G　AとCとDとE	**67%**

G　正解。A，C，D，Eが正しい。これらの神経伝達物質(セロトニン，グルタミン酸，ノルエピネフリン，GABA)はすべて，パニック発作と広場恐怖症の症状に理論的には関連すると考えられている。

B　不正解。現在の仮説では，ドーパミンはこの症状と最も関連が薄いと考えられている。

文献

Schatzberg AF, Nemeroff CB. *Textbook of psychopharmacology*, fourth edition. Washington, DC: American Psychiatric Publishing, Inc.; 2009. (Chapters 7, 47)

Stahl SM. *Stahl's essential psychopharmacology*, third edition. New York, NY: Cambridge University Press; 2008. (Chapter 14)

Stahl SM, Grady MM. *Stahl's illustrated anxiety, stress, and PTSD*. New York, NY: Cambridge University Press; 2010. (Chapter 1)

Q 5-15

31歳の暴行の犠牲者である女性。助けを求めて通りがかりの人を見つけ出し，救急室に運ばれてきた。彼女はこの出来事によりトラウマを受けてしまったようにみえる。次のうち，外傷後ストレス障害(PTSD)への発展を先制して治療できるために投与すべき薬物はどれか？

A　D-サイクロセリンなどのNMDAアゴニスト
B　プレガバリンなどの電位依存性カルシウムチャネル(VSCC)α2δリガンド
C　プロプラノロールなどのβアドレナリン阻害薬
D　ジアゼパムなどのベンゾジアゼピン

❖ Q 5-15の答え

正解はC。

選択肢		同僚たちの解答
A	D-サイクロセリンなどのNMDAアゴニスト	16%
B	プレガバリンなどのVSCC α2δリガンド	4%
C	**プロプラノロールなどのβアドレナリン阻害薬**	**74%**
D	ジアゼパムなどのベンゾジアゼピン	6%

- **A** 不正解。NMDAアゴニストは恐怖消去の促進に有用であるが、トラウマは生じたばかりなので、この場合は最も有用でないであろう。
- **B** 不正解。VSCC α2δリガンドは米国では不安の治療薬として承認外使用で用いられることがある。しかし、その使用はしばしばPTSDの診断を受けた後であり、直前のトラウマを扱うときにではない。トラウマを受けてから適切な時間内に先制的治療が行われれば、何らかの有効性が認められる可能性はある。
- **C** 正解。βアドレナリン阻害薬は、トラウマ直後の恐怖条件付けを阻害することが示されている。したがって、このような事件によるPTSDなどの不安障害の発症リスクを低減させるためにはプロプラノロールが有用(承認外使用)かもしれない。
- **D** 不正解。ベンゾジアゼピンは、通常不安障害の先制的治療ではなく、完全に発症してしまった不安障害の治療に使用される。

文献

Orr SP, Milad MR, Metzger LJ et al. Effects of beta blockade, PTSD diagnosis, and explicit threat on the extinction and retention of an aversively conditioned response. *Biol Psychol* 2006; 732: 262-71.

Sauve W, Stahl SM. Psychopharmacological treatment of PTSD. In: *Treating PTSD in military personnel: a clinical handbook*. New York, NY: Guilford Press; 2011.

Schatzberg AF, Nemeroff CB. *Textbook of psychopharmacology*, fourth edition. Washington, DC: American Psychiatric Publishing, Inc.; 2009. (Chapter 56)

Stahl SM. *Case studies: Stahl's essential psychopharmacology*. New York, NY: Cambridge University Press; 2011.

Stahl SM, Grady MM. *Stahl's illustrated anxiety, stress, and PTSD*. New York, NY: Cambridge University Press; 2010. (Chapters 4-8)

Q 5-16

子どものときに犬に咬まれ重症を負った男性。外傷後ストレス障害（PTSD）の治療ため，認知再構成療法 cognitive restructuring therapyを始めた。彼はリードをつけられた犬の散歩中の人と歩道ですれ違うことを，著しく苦痛な状況と認識し，このような偶然の出会いの恐怖を80/100と評価している。どんな犬でもリードから逃れて自分を攻撃してくるに違いないと強く思い込んでいる。彼に対して行うべき認知再構成療法の次の段階はどれか？

A　リードにつながれた犬と遭遇する状況に彼をおく。
B　犬がリードから逃れて彼を攻撃してくるという考えの肯定と否定の根拠を同定する。
C　歩道で犬と遭遇することを想定しながら呼吸法などの練習をする。

❖ Q 5-16の答え

正解はB。

選択肢	同僚たちの解答
A リードにつながれた犬と遭遇する状況に彼をおく	4%
B 犬がリードから逃れて彼を攻撃してくるという考えの肯定と否定の根拠を同定する	50%
C 歩道で犬と遭遇することを想定しながら呼吸法などの練習をする	46%

A 不正解。彼の恐怖対象(ここでは犬)に遭遇する状況に彼をおくことは,曝露療法に含まれるかもしれないが,認知再構成療法には含まれない。

B 正解。認知再構成療法は,患者が抱いている不正確で役立たない思考(たとえば,「すべての犬はどう猛である」)を評価し,修正できる方法を習得する過程である。認知再構成療法には6つの主要な段階がある。(1)苦しい出来事や思考を同定する。(2)この出来事や思考に関連した情動を同定し,0〜100で評価する。(3)情動に関連する自動思考を同定し,それを信じる程度を評価し,それを克服するために,その自動思考を1つ取り上げる。(4)その思考の肯定と否定の根拠を同定する。(5)否定または肯定の根拠(たとえ「肯定の根拠」が,実際は「否定の根拠」であるとしても)を用いて,その思考に対する反応を考え,その反応を思い込んでいる程度を評価する。(6)出来事や思考に関連する情動を再び評価する。

C 不正解。呼吸法の練習は認知再構成療法に含まれない。

文献

Stahl SM, Grady MM. *Stahl's illustrated anxiety, stress, and PTSD.* New York, NY: Cambridge University Press; 2010. (Chapter 6)

Zayfert C, Becker CB. *Cognitive-behavioral therapy for PTSD: a case formulation approach.* New York, NY: Guilford Press; 2007.

Q 5-17

物質乱用と外傷後ストレス障害(PTSD)が併存している患者。彼女の医療提供者は，認知行動療法(CBT)や薬物療法を開始する前に，最初の治療戦略としてseeking safety therapyを勧めた。このseeking safety therapyとはどういうものか？

A PTSDをはじめに対処する。
B 物質乱用をはじめに対処する。
C PTSDと物質乱用を同時に対処する。

❖ Q 5-17の答え
正解はC。

選択肢	同僚たちの解答
A　PTSDをはじめに対処する	14%
B　物質乱用をはじめに対処する	41%
C　PTSDと物質乱用を同時に対処する	**45%**

C　正解。seeking safety therapyは物質乱用とトラウマの既往のある人に対して特別に開発された治療法である。これはPTSDと物質乱用の両方に同時に対処するための治療アプローチで，主な目的は患者が生活の中で（人間関係，思考過程，行動，情動の面で）安全を獲得する手助けをすることである。
A，B　不正解。

章全体の平均正答率
第5章の平均正答率は70%であった。

文献
Stahl SM, Grady MM. *Stahl's illustrated anxiety, stress, and PTSD.* New York, NY: Cambridge University Press; 2010. (Chapter 6)
Zayfert C, Becker CB. *Cognitive-behavioral therapy for PTSD: a case formulation approach.* New York, NY: Guilford Press; 2007.

6 疼痛および線維筋痛症と機能性身体症候群の治療

Q 6-1

34歳の女性。線維筋痛症，全般性不安障害，うつ病をもっている。現在，アルプラゾラム，デュロキセチン，hydrocodon/acetaminophene*，プレガバリンなどを含むいくつかの向精神薬を服用している。しかし，残存痛，不安，気分症状が依然としてみられている。彼女の主治医は薬物処方の単純化を検討しており，彼女の疾患に対して効果のエビデンスが最も低い薬物を中止しようと計画している。次のうち，どれを中止すべきか？

A　アルプラゾラム
B　デュロキセチン
C　hydrocodone/acetaminophen
D　プレガバリン

＊訳注：hydrocodon/acetaminopheneは麻薬性鎮痛薬であるコデインの類似体とアセトアミノフェンの合剤。

❖ Q 6-1の答え

正解はC。

選択肢	同僚たちの解答
A アルプラゾラム	27%
B デュロキセチン	2%
C hydrocodone/acetaminophen	62%
D プレガバリン	10%

A 不正解。アルプラゾラムは全般性不安障害に有効な治療薬である。
B 不正解。デュロキセチンはうつ病と線維筋痛症の両方に有効な治療薬である。
C 正解。hydrocodone/acetaminophenは線維筋痛症に有効であるというエビデンスはなく,他の疾患に対しても適切な治療薬ではない。
D 不正解。プレガバリンは線維筋痛症に有効な治療薬で,また,不安に対しても有効であるというエビデンスがある。

文献

Ballantyne JC, Shin NS. Efficacy of opioids for chronic pain: a review of the evidence. *Clin J Pain* 2008; 24: 469-78.
Clauw DJ. Fibromyalgia: an overview. *Am J Med* 2009; (Suppl 12): S3-13.

Q 6-2

35歳の女性。広範な痛みを訴えており，ここ数週間仕事ができないくらい衰弱しているが，この痛みを説明できるような目立った傷を受けていない。特に，2歳の娘に抱きつかれたときに，触られる程度の軽い圧力でも，すくんでしまうほどの大きな痛みを感じるという。このタイプの痛みは何と呼ばれているか？

A 急性疼痛
B アロディニア allodynia
C 痛覚過敏 hyperalgesia
D 神経障害性疼痛 neuropathic pain

❖ Q 6-2の答え

正解はB。

選択肢	同僚たちの解答
A 急性疼痛	1%
B アロディニア	53%
C 痛覚過敏	41%
D 神経障害性疼痛	6%

A 不正解。急性疼痛は短期間で消失する痛みのことであり，一般に組織傷害の治癒と直接関連がある。この患者は明らかな傷がないにもかかわらず，数週間著しい痛みを感じている。したがって，これは急性疼痛とは考えられない。
B 正解。アロディニアは軽い接触など普通では痛みを引き起こさないような刺激に対する疼痛反応である。これは患者の述べることと一致する。
C 不正解。痛覚過敏は通常痛みを感じる刺激に対する反応に対する強調された疼痛反応(たとえば，ピンで刺されたときにきわめて強い痛みを感じるなど)をいう。子どもに抱きつかれるというような軽度の圧力では，通常，痛みは生じないであろう。したがって，これは痛覚過敏ではない。
D 不正解。神経障害性疼痛は，末梢あるいは中枢神経系のいずれかの部位の傷害や機能不全によって生じる痛みである。神経障害性疼痛は，この患者が述べているようなある特定の刺激に対する疼痛の強弱によって定義されるものではない。

文献

McMahon S, Koltzenburg M (eds). *Wall and Melzack's textbook of pain*, fifth edition. London: Harcourt Publishers; 2005.
Stahl SM. *Stahl's essential psychopharmacology*, third edition. New York, NY: Cambridge University Press; 2008. (Chapter 15)
Stahl SM. *Stahl's illustrated chronic pain and fibromyalgia*. New York, NY: Cambridge University Press; 2009. (Chapters 3, 4)

Q 6-3

37歳の大工。仕事中に腕に重度の裂傷を負った。数か月後，外見的には傷は回復しているにもかかわらず，依然として著しい痛みを感じるという。この慢性疼痛の原因として，どのような適応不全が起こっていると考えられるか？

A 神経切断による神経腫 neuromaの減少
B 脱髄 demyelinationによる神経の電位依存性ナトリウムチャネル voltage-sensitive sodium channel(VSSC)の減少
C シュワン細胞の活性化による侵害受容性シグナル伝達の効率化
D エファプス*を介したクロストーク ephaptic cross-talkによる神経間伝達の低下

---

* **訳注**：インパルスが乗り移る神経と神経との間の異所的接触部位をエファプス ephapse という。この部位を介した隣接した神経細胞どうしのクロストークをephaptic cross-talkという。

❖ Q 6-3の答え

正解はB。

選択肢	同僚たちの解答
A 神経切断による神経腫の減少	6%
B 脱髄による神経のVSSCの減少	**64%**
C シュワン細胞の活性化による侵害受容シグナル伝達の効率化	21%
D エファプスを介したクロストークによる神経間伝達の低下	9%

A 不正解。神経が傷害されると,遠位部位は変性し,近位部位は元々の標的組織に向けて側芽 sproutを再生する。側芽の伸長方向が誘導されない場合,側芽がもつれて神経腫を形成する。したがって,神経腫は減少ではなく増加する。

B 正解。侵害受容の変換と伝導は,神経終末と脱髄部位のあいだに存在するVSSCによって行われる。VSSCの代謝回転は速く,持続的に合成されて目的の部位に輸送される。

C, D 不正解。神経傷害後に,髄鞘を形成するシュワン細胞も傷害されることがある。これによりシュワン細胞の活動性が低下すると神経の脱髄が起こる。VSSCは神経腫だけでなく軸索の脱髄部位にも集積し,自発的な(異所性の ectopic)侵害受容性活動を生じさせる。これが,おそらく神経傷害に伴う多くの神経障害性疼痛で報告されている持続的な疼痛の原因である。異所性活動は神経細胞間の伝達(ephaptic cross-talk)も増加させ,疼痛をさらに増悪することがある。

文献

McMahon S, Koltzenburg M (eds). *Wall and Melzack's textbook of pain*, fifth edition. London: Harcourt Publishers; 2005.
Stahl SM. *Stahl's essential psychopharmacology*, third edition. New York, NY: Cambridge University Press; 2008. (Chapter 15)
Stahl SM. *Stahl's illustrated chronic pain and fibromyalgia*. New York, NY: Cambridge University Press; 2009. (Chapter 2)

Q 6-4

若い男性。仕事中の事故で化学熱傷を受け,強い痛みを訴えて,救急室に現れた。このような化学刺激に反応して侵害受容性神経活動を生じさせる一次求心性線維の神経細胞は何か?

A　Aβ線維の神経細胞
B　Aδ線維の神経細胞
C　C線維の神経細胞

❖ Q 6-4の答え

正解はC。

選択肢	同僚たちの解答
A Aβ線維の神経細胞	14%
B Aδ線維の神経細胞	27%
C C線維の神経細胞	**59%**

A 不正解。Aβ線維は軽い接触，毛の動き，振動などの非侵害性の小さな動きに反応するが，侵害刺激には反応しない。

B 不正解。Aδ線維はAβ線維とC線維の中間に属し，侵害性の機械的刺激や亜侵害性 subnoxiousの熱刺激によって感作される。

C 正解。C線維末梢端は，侵害性の機械的刺激，熱刺激，化学的刺激によってのみ活性化される無髄の神経終末である。したがって，C線維の神経細胞は，この患者の傷害によって起こる侵害受容性伝達に関係する一次求心性線維の神経細胞である。

文献

McMahon S, Koltzenburg M (eds). *Wall and Melzack's textbook of pain*, fifth edition. London: Harcourt Publishers; 2005.

Stahl SM. *Stahl's essential psychopharmacology*, third edition. New York, NY: Cambridge University Press; 2008. (Chapter 15)

Stahl SM. *Stahl's illustrated chronic pain and fibromyalgia*. New York, NY: Cambridge University Press; 2009. (Chapter 2)

Q 6-5

29歳の女性。大うつ病性障害と診断されたばかりで，選択的セロトニン再取り込み阻害薬 selective serotonin reuptake inhibitor (SSRI) が処方された。抑うつ気分，仕事や友人への興味の消失，睡眠困難に加え，腕，肩，胴にうずきと痛みを感じている。彼女は，SSRIによって情動症状だけでなく疼痛の身体症状も緩和できる可能性があるかと尋ねてきた。この返答として正しいのは次のうちどれか？

A　セロトニンは上行性の侵害受容性シグナルを抑制もするが促進もするため，SSRIは痛みに対して一貫した効果を示さないかもしれない。
B　セロトニンは上行性の侵害受容性シグナルを促進するが抑制はしないため，SSRIは痛みを増悪するかもしれない。
C　セロトニンは上行性の侵害受容性シグナルを抑制するが促進はしないため，SSRIは通常痛みを緩和する。
D　セロトニンは侵害受容性シグナルを抑制も促進もしないため，SSRIは通常痛みに対して効果がない。

❖ Q 6-5の答え
正解はA。

選択肢		同僚たちの解答
A	セロトニンは上行性の侵害受容性シグナルを抑制もするが促進もするため，SSRIは痛みに対して一貫した効果を示さないかもしれない	60%
B	セロトニンは上行性の侵害受容性シグナルを促進するが抑制はしないため，SSRIは痛みを増悪するかもしれない	1%
C	セロトニンは上行性の侵害受容性シグナルを抑制するが促進はしないため，SSRIは通常痛みを緩和する	23%
D	セロトニンは侵害受容性シグナルを抑制も促進もしないため，SSRIは通常痛みに対して効果がない	16%

上行性の侵害受容性シグナルを抑制する重要な下降性経路には，ノルアドレナリン系とセロトニン系の2つがある。したがって，これらの経路のいずれにおける神経伝達の促進も，慢性疼痛の緩和に寄与しうる。

しかし，セロトニンは脊髄への下行性促進経路における主要な神経伝達物質でもある。なぜSSRIが疼痛の身体症状に対して一定した効果を示さないかという疑問は，セロトニンによるこの抑制作用と促進作用から説明できるであろう。

文献

Schatzberg AF, Nemeroff CB. *Textbook of psychopharmacology*, fourth edition. Washington, DC: American Psychiatric Publishing, Inc.; 2009. (Chapters 28, 66)

Stahl SM. *Stahl's essential psychopharmacology*, third edition. New York, NY: Cambridge University Press; 2008. (Chapter 15)

Stahl SM. *Stahl's illustrated chronic pain and fibromyalgia*. New York, NY: Cambridge University Press; 2009. (Chapter 5)

Q 6-6

22歳の女性。全身の痛み, 極度の疲労感, 睡眠不足を伴い, 線維筋痛症と診断された。彼女の医療提供者はプレガバリンの処方を検討した。次のうち, プレガバリンの疼痛緩和機序はどれか？

A 電位依存性ナトリウムチャネル(VSSC)の閉構造 closed conformationに結合
B VSSCの開構造 open conformationに結合
C 電位依存性カルシウムチャネル voltage-sensitive calcium channel(VSCC)の閉構造に結合
D VSCCの開構造に結合

❖ Q 6-6の答え

正解はD。

選択肢		同僚たちの解答
A	VSSCの閉構造に結合	13%
B	VSSCの開構造に結合	26%
C	VSCCの閉構造に結合	10%
D	**VSCCの開構造に結合**	**50%**

A，B 不正解。VSSCとVSCCの両方とも疼痛の伝達に関与する。しかし，プレガバリンはどの構造であれ，VSSCには結合しない。

D 正解。プレガバリンはVSCCのα2δサブユニットに結合する。プレガバリンはVSCCの開構造に結合しやすく，「使用依存性」の抑制様式をとるので，最も活動的なチャネルの阻害に特に有効であろう。

C 不正解。この分子作用から，プレガバリンは疼痛伝達経路において神経インパルスを活発に伝達するVSCCに対して強い親和性を示すことが予測される。したがって，プレガバリンは閉構造のVSCCには作用せず，神経障害性疼痛を誘発する開構造のVSCCに選択的に作用するため，病的な疼痛状態の形成とは無関係な中枢神経細胞における正常な神経伝達を妨害しない。

文献

Dooley DJ, Taylor CP, Donevan S, Feltner D. Ca^{2+} channel alpha 2 delta ligands: novel modulators of neurotransmission. *Trends Pharmacol Sci* 2007; 28: 75-82.

Schatzberg AF, Nemeroff CB. *Textbook of psychopharmacology*, fourth edition. Washington, DC: American Psychiatric Publishing, Inc.; 2009. (Chapters 28, 66)

Stahl SM. *Stahl's essential psychopharmacology*, third edition. New York, NY: Cambridge University Press; 2008. (Chapter 15)

Stahl SM. *Stahl's illustrated chronic pain and fibromyalgia*. New York, NY: Cambridge University Press; 2009. (Chapter 5)

Q 6-7

30歳の若年発症型糖尿病の男性。特に夜間，拍動性の痛みを感じるようになってきたという。さらに，常に全身が敏感になっていて，服が皮膚にこすれることさえも不快なことがあるという。これらの症状は糖尿病性末梢性神経障害を示すが，その原因は次のうちどれか？

A　疼痛処理における中枢性の障害を伴わない，末梢での炎症や損傷
B　末梢での損傷を伴わない，疼痛処理における中枢性の障害
C　疼痛処理における中枢性の障害を伴う，末梢での炎症や損傷

❖ Q 6-7の答え

正解はC。

選択肢		同僚たちの解答
A	疼痛処理における中枢性の障害を伴わない,末梢での炎症や損傷	28%
B	末梢での損傷を伴わない,疼痛処理における中枢性の障害	3%
C	**疼痛処理における中枢性の障害を伴う,末梢での炎症や損傷**	**70%**

A,B 不正解。
C 正解。慢性疼痛症候群は,発症部位によって末梢型,中枢型,末梢と中枢の混合型の3つがある。糖尿病は経過とともに,末梢神経を損傷する炎症を引き起こし,その結果,疼痛の身体症状を引き起こすことがある。さらに,この損傷によって侵害受容器は反復的に活性化される。このような持続性の神経活動は疼痛伝達経路において中枢可塑性をもたらすことがある。疼痛処理経路における進行性で非可逆性の分子変化は,最終的に進行性で非可逆性となりうる疼痛症状を引き起こす。このように,糖尿病性末梢性神経障害は,明瞭な末梢性傷害と中枢性感作が組み合わさった症候群である。

文献

Stahl SM. *Stahl's essential psychopharmacology*, third edition. New York, NY: Cambridge University Press; 2008. (Chapter 15)
Stahl SM. *Stahl's illustrated chronic pain and fibromyalgia*. New York, NY: Cambridge University Press; 2009. (Chapter 2)

Q 6-8

36歳の女性。線維筋痛症と診断されたばかりである。疼痛の身体症状に加え，記憶障害と仕事における著明な集中困難を訴えている。次のうち，彼女の身体症状と認知症状の両方を軽減させる可能性が最も高い薬物はどれか？

A　bupropion
B　cyclobenzaprine
C　ミルナシプラン
D　プレガバリン

文献

Schatzberg AF, Nemeroff CB. *Textbook of psychopharmacology*, fourth edition. Washington, DC: American Psychiatric Publishing, Inc.; 2009. (Chapter 66)
Stahl SM. *Stahl's essential psychopharmacology*, third edition. New York, NY: Cambridge University Press; 2008. (Chapter 15)
Stahl SM. *Case studies: Stahl's essential psychopharmacology*. New York, NY: Cambridge University Press; 2011.

❖ Q 6-8の答え

正解はC。

選択肢	同僚たちの解答
A　bupropion	21%
B　cyclobenzaprine	1%
C　ミルナシプラン	**53%**
D　プレガバリン	24%

中枢性神経障害性疼痛の緩和機序として実証されているものには，疼痛伝達経路におけるカルシウム流入の減少だけでなく，下行性脊髄経路におけるセロトニン系およびノルアドレナリン系神経伝達の促進などがある。認知機能障害は，背外側前頭前皮質におけるドーパミン系（また，おそらくノルアドレナリン系）神経伝達の増強によって軽減されるかもしれない。

A　不正解。bupropionはノルエピネフリン・ドーパミン再取り込み阻害薬で，補助薬として使用すると線維筋痛症*に伴う認知症状を軽減するかもしれないが，痛みの緩和効果については実証されていない。
B　不正解。cyclobenzaprineは筋弛緩薬で線維筋痛症に使われることもあるが，通常は第1選択ではなく，認知症状に対する効果はない。
C　正解。ミルナシプランは，神経障害性疼痛の治療に対する有効性が実証されたセロトニン・ノルエピネフリン再取り込み阻害薬である。さらに，強力なノルエピネフリン再取り込みトランスポーター結合特性があるため，認知症状も改善しうる。
D　不正解。プレガバリンは電位依存性カルシウムチャネルのα2δサブユニットに結合し，カルシウム流入を減少させる。神経障害性疼痛に対する有効性は実証されているが，認知症状の軽減については実証されていない。

文献は前ページ。

＊**訳注**：現在，日本で線維筋痛症に対して適応があるのはプレガバリンのみである。

Q 6-9

60歳の女性。1年前に線維筋痛症と診断されたが，プレガバリン，ガバペンチン，デュロキセチンでは十分な反応が得られなかった。彼女は多くの薬物の併用にはためらいがあり，代わりに他の単剤療法を希望している。次のうち，線維筋痛症に対する単剤療法として最善の第2選択薬はどれか？

A アミトリプチリン
B アトモキセチン
C イブプロフェン
D モダフィニル

❖ Q 6-9の答え

正解はA。

選択肢	同僚たちの解答
A アミトリプチリン	91%
B アトモキセチン	4%
C イブプロフェン	1%
D モダフィニル	4%

A 正解。アミトリプチリンは，セロトニントランスポーターおよびノルエピネフリントランスポーターの両方を阻害する三環系抗うつ薬である。線維筋痛症に対して第1選択としては通常使用されないが，この疾患に対する有効性が実証されており，適切な第2選択薬である。

B 不正解。アトモキセチンは選択的ノルアドレナリン再取り込み阻害薬で，特に線維筋痛症における認知症状の回復のための補助薬として使用される。しかし，痛みに対する有効性は実証されておらず，単剤療法として適切な選択ではないであろう。

C 不正解。イブプロフェンは非ステロイド性抗炎症薬で，末梢性傷害に関連した痛みの治療に使用されることもあるが，線維筋痛症に対する効果は実証されていない。

D 不正解。モダフィニルは，ヒスタミン系とドーパミン系の神経伝達に影響すると考えられている覚醒促進薬である。補助薬として使用すると線維筋痛症における疲労感に対して有用なこともあるが，痛みに対する効果は実証されていない。

文献

Schatzberg AF, Nemeroff CB. *Textbook of psychopharmacology*, fourth edition. Washington, DC: American Psychiatric Publishing, Inc.; 2009. (Chapter 66)

Stahl SM. *Stahl's essential psychopharmacology*, third edition. New York, NY: Cambridge University Press; 2008. (Chapter 15)

Stahl SM. *Stahl's essential psychopharmacology, the prescriber's guide*, fourth edition. New York, NY: Cambridge University Press; 2011. (Neuropathic pain/chronic pain medication chapters)

Q 6-10

線維筋痛症の若い女性。治療により疼痛の身体症状がある程度緩和したが，現在は不眠に悩まされている。次のうち，彼女の睡眠障害に最も関連している脳部位はどこか？

A　視床
B　側坐核
C　線条体
D　視床下部

❖ Q 6-10の答え
正解はD。

選択肢	同僚たちの解答
A　視床	13%
B　側坐核	6%
C　線条体	4%
D　視床下部	**77%**

これらの脳部位(視床,側坐核,線条体,視床下部)はすべて,線維筋痛症の症状と関連している。

- **A, B, C** 不正解。視床は痛みのシグナルの脊髄から脳への,また脳から脊髄への伝達を担っている。側坐核は疲労感,活力の低下,興味の喪失と関連する。線条体は身体的な疲労と関連する。
- **D** 正解。視床も覚醒水準の調節に関与しうるが,視床下部は明らかに睡眠障害と関連している。したがって,これが最適な解答である。

文献

Schwartz JR, Roth T. Neurophysiology of sleep and wakefulness: basic science and clinical implications. *Curr Neuropharmacol* 2008; 6(4): 367-78.

Stahl SM. *Stahl's essential psychopharmacology*, third edition. New York, NY: Cambridge University Press; 2008. (Chapter 15)

Stahl SM. *Stahl's illustrated chronic pain and fibromyalgia*. New York, NY: Cambridge University Press; 2009. (Chapter 2)

Q 6-11

44歳の慢性肝炎の男性。慢性神経障害性疼痛の治療を求めている。次のうち，この患者に対して，最も避けるべき薬物はどれか？

A　デュロキセチン
B　ガバペンチン
C　ミルナシプラン
D　プレガバリン

❖ Q6-11の答え

正解はA。

選択肢	同僚たちの解答
A デュロキセチン	68%
B ガバペンチン	11%
C ミルナシプラン	13%
D プレガバリン	8%

これらの薬物のすべては慢性神経障害性疼痛に対して有効である可能性がある。ここで区別しなければならないのは，肝障害における影響である。

A 正解。デュロキセチンは血漿トランスアミナーゼ値を上昇させるリスクがあり，肝不全の患者での使用は推奨されない。したがって，この場合は推奨されないであろう。

B，C，D 不正解。ガバペンチンとプレガバリンは肝臓で代謝されず，肝機能にも影響を及ぼさないと考えられている。したがって，肝障害の患者においても安全と考えられ，通常用量調節の必要はない。同様にミルナシプランも肝障害において安全と考えられ，用量調節の必要はない。

文献

Scholz BA, Hammonds CL, Boomershine CS. Duloxetine for the management of fibromyalgia syndrome. *J Pain Res* 2009; 2: 99-108.

Stahl SM. *Stahl's essential psychopharmacology, the prescriber's guide*, fourth edition. New York, NY: Cambridge University Press; 2011. (Neuropathic pain/chronic pain medication chapters)

Q 6-12

28歳の女性。疼痛の身体症状の長い既往があり，大うつ病性障害と診断されたが，多種の選択的セロトニン再取り込み阻害薬による遂次的な治療に反応していない。彼女の主治医は，モノアミン酸化酵素 monoamine oxidase(MAO)阻害薬の処方を検討している。慢性疼痛のため，彼女は現在オピオイドを服用している。次のうち，この患者に対して最も懸念すべきオピオイドはどれか？

A　コデイン
B　モルヒネ
C　hydrocodone
D　meperidine

❖ Q 6-12の答え
正解はD。

選択肢	同僚たちの解答
A コデイン	12%
B モルヒネ	0%
C hydrocodone	0%
D meperidine	88%

オピオイドの作用機序とMAO阻害薬は相互作用しない。しかし，いくつかのオピオイドはMAO阻害薬と同時に投与した場合，セロトニン症候群のリスクを増大させうるセロトニン作動性の特性がある。

A 不正解。コデインはセロトニン作動性の特性をもたず，MAO阻害薬と同時に投与しても安全である。
B 不正解。モルヒネはセロトニン作動性の特性をもたず，MAO阻害薬と同時に投与しても安全である。
C 不正解。hydrocodoneはセロトニン作動性の特性をもたず，MAO阻害薬と同時に投与しても安全である。
D 正解。meperidineは強力なセロトニン再取り込み阻害薬であり，MAO阻害薬と同時に投与すべきでない。

章全体の平均正答率
第6章の平均正答率は66%であった。

文献
Stahl SM, Felker A. Monoamine oxidase inhibitors: a modern guide to an unrequited class of antidepressants. *CNS Spectr* 2008; 13(10): 855-70.
Wimbiscus M, Kostenko O, Malone D. MAO inhibitors: risks, benefits, and lore. *Curr Drug Therapy* 2010; 77(2): 859-82.

7 睡眠障害，覚醒障害およびその治療

Q 7-1

35歳の活動的な生活スタイルの女性。最近，真昼間から入眠してしまうことがあると訴えている。そのため，7歳の息子を学校から連れて帰るのに1時間近く遅刻してしまうことが3回ほどあった。次のうち，どの神経伝達物質がこの女性において最も障害されている可能性があるか？

A 隆起乳頭体核からの過剰なヒスタミン
B 視床への過剰なセロトニン
C 側坐核へのドーパミンの欠乏
D 腹外側視索前核 ventrolateral preoptic nucleusからのGABAの欠乏

❖ Q 7-1の答え

正解はC。

選択肢	同僚たちの解答
A 隆起乳頭体核からの過剰なヒスタミン	28%
B 視床への過剰なセロトニン	10%
C 側坐核へのドーパミンの欠乏	**50%**
D 腹外側視索前核からのGABAの欠乏	11%

C 正解。側坐核へのドーパミン入力が日中低活動であると，視床フィルターの効果が増強され，皮質への感覚入力が不十分になる。それにより日中の眠気が生じうる。

A 不正解。隆起乳頭体核からのヒスタミンの過剰でなく欠乏が，過剰な眠気をもたらすであろう。

B 不正解。セロトニンではなく視床へのGABAも，この視床フィルターの重要な構成成分であると考えられている。

D 不正解。腹外側視索前核からのGABAの欠乏でなく過剰が，睡眠・覚醒スイッチに作用して，日中あるいは夜間の眠気を生じさせることがある。

文献

Siegel JM. The neurobiology of sleep. *Semin Neurol* 2009; 29(4): 27-96.
Stahl SM. *Stahl's essential psychopharmacology*, third edition. New York, NY: Cambridge University Press; 2008. (Chapter 16)

Q 7-2

42歳の睡眠周期障害の警察官。十分な診察の結果，エスゾピクロンが処方された。次のうち，この治療によって，どの受容体が一次標的とされているか？

A　ヒスタミン1受容体
B　ヒスタミン2受容体
C　セロトニン2C受容体
D　GABA$_A$ α1アイソフォーム
E　GABA$_A$ α2, 3アイソフォーム

❖ Q7-2の答え

正解はD。

選択肢		同僚たちの解答
A	ヒスタミン1受容体	0%
B	ヒスタミン2受容体	7%
C	セロトニン2C受容体	0%
D	**GABA_A α1アイソフォーム**	**85%**
E	GABA_A α2, 3アイソフォーム	7%

A, B 不正解。ヒスタミン1, ヒスタミン2, ヒスタミン3受容体は, ヒスタミン遊離薬, 抗ヒスタミン薬, および選択的ヒスタミンアンタゴニストなどの睡眠促進薬と覚醒促進薬の両方の標的である。

C 不正解。セロトニン2Cアンタゴニスト作用は鎮静的である可能性があり, トラゾドンやagomelatineなどいくつかの睡眠薬の標的の1つである。

D 正解。エスゾピクロンはGABA_A受容体の正のアロステリック調節物質である。

E 不正解。多くの睡眠薬はGABA_A受容体のアイソフォームに対して特異的ではないが, エスゾピクロンはα1アイソフォームを選択的に標的としている。

文献

Monti JM, Pandi-Perumal SR. Eszopiclone: its use in the treatment of insomnia. *Neuropsychiatr Dis Treat* 2007; 3(4): 441-53.

Schatzberg AF, Nemeroff CB. *Textbook of psychopharmacology*, fourth edition. Washington, DC: American Psychiatric Publishing, Inc.; 2009. (Chapter 42)

Stahl SM. *Stahl's essential psychopharmacology*, third edition. New York, NY: Cambridge University Press; 2008. (Chapter 16)

Q 7-3

22歳の患者。統合失調症の治療のためオランザピンを服用しているが、朝起きれないと訴えている。この症状の原因は何か？

A 薬物の「持ち越し hangover」
B 薬物の蓄積(毒性)
C 睡眠維持の喪失
D 併存した睡眠障害

❖ Q 7-3の答え

正解はA。

選択肢	同僚たちの解答
A 薬物の「持ち越し」	89%
B 薬物の蓄積(毒性)	2%
C 睡眠維持の喪失	5%
D 併存した睡眠障害	4%

A 正解。オランザピンは半減期が中程度に長い(15〜30時間)睡眠薬と考えることもできる。起床までの時間に効果が消失しないことが多いため、薬物の「持ち越し」を感じることがある。

B 不正解。毒性は、フルニトラゼパムやクアゼパムのように長い半減期(24〜150時間)を超えた蓄積をいう。

C 不正解。睡眠維持の喪失は、半減期の短い(1〜3時間)薬物に生じることがある。したがって、起床時間前に作用が消失してしまう。このような薬物には、トリアゾラム、zaleplon、ゾルピデムなどが含まれる。

D 不正解。この患者における眠気は、統合失調症治療薬の長い半減期に由来する可能性が最も高い。併存した睡眠障害と診断するのは早計であろう。

文献

Schatzberg AF, Nemeroff CB. *Textbook of psychopharmacology*, fourth edition. Washington, DC: American Psychiatric Publishing, Inc.; 2009. (Chapter 42)

Stahl SM. *Stahl's essential psychopharmacology*, third edition. New York, NY: Cambridge University Press; 2008. (Chapter 16)

Stahl SM. *Stahl's essential psychopharmacology, the prescriber's guide*, fourth edition. New York, NY: Cambridge University Press; 2011. (Sleep/ wake medication chapters)

Q 7-4

33歳の男性。一晩中睡眠を維持するためにエスタゾラムを服用している。過去6か月投与方法に従っているにもかかわらず，最近，症状が再発したと訴えており，この薬物に対して耐性が生じたと推測される。次のうち，どの薬物に変更すべきか？

A　temazepam*
B　ラメルテオン
C　トラゾドン
D　クロルジアゼポキシド

＊訳注：temazapamは短時間型のベンゾジアゼピン系睡眠薬である。

❖ Q 7-4の答え

正解はC。

選択肢	同僚たちの解答
A　temazepam	12%
B　ラメルテオン	17%
C　トラゾドン	**70%**
D　クロルジアゼポキシド	1%

ベンゾジアゼピン系睡眠薬は長期使用により耐性を生じ，中止すると離脱効果を起こすことがある。

- **A，D**　不正解。この患者は現行のベンゾジアゼピンに対して耐性を形成しているので，temazepamやクロルジアゼポキシドなど他のベンゾジアゼピンは最善の選択ではないであろう。
- **B**　不正解。ラメルテオンは耐性を生じることは報告されておらず，睡眠の開始に有用であるが，睡眠維持にも有用であるとは限らない。
- **C**　正解。トラゾドンは，エスタゾラムとは異なる独自のセロトニン系とヒスタミン系の機序により作用し，睡眠の導入と，エスタゾラム中止による軽度の離脱性不眠の抑制に有用であろう。ただし，エスタゾラム中止によって重篤な不眠が生じたときには，トラゾドンを追加しながら，反跳性不眠が消失するまでエスタゾラムを漸減することが必要であろう。

文献

Carson S, McDonagh MS, Thakurta S, Yen PY. Drug class review: newer drugs for insomnia: final report update 2 [Internet]. *Drug Class Reviews*; 2008.

Schatzberg AF, Nemeroff CB. *Textbook of psychopharmacology*, fourth edition. Washington, DC: American Psychiatric Publishing, Inc.; 2009. (Chapter 60)

Stahl SM. *Stahl's essential psychopharmacology*, third edition. New York, NY: Cambridge University Press; 2008. (Chapter 16)

Stahl SM. *Case studies: Stahl's essential psychopharmacology*. New York, NY: Cambridge University Press; 2011.

Q 7-5

52歳の不安障害の女性。質の悪い睡眠と日中の眠気を訴えている。次のどの治療計画が最も寛解を導く可能性が高いか？

A　エスシタロプラム
B　セルトラリンとエスゾピクロン
C　トラゾドンとゾルピデム
D　エスタゾラム

❖ Q 7-5の答え

正解はB。

選択肢	同僚たちの解答
A エスシタロプラム	11%
B セルトラリンとエスゾピクロン	**84%**
C トラゾドンとゾルピデム	4%
D エスタゾラム	1%

A 不正解。エスシタロプラムなどの選択的セロトニン再取り込み阻害薬 selective serotonin reuptake inhibitor(SSRI)は全般性不安障害 generalized anxiety disorder(GAD)の第1選択として処方されるが,不眠は軽減しないであろう。

B 正解。エスゾピクロンは不眠治療に対して承認された非ベンゾジアゼピン系睡眠薬である。セルトラリンはGADに対してよく処方されるSSRIである。最近のエビデンスでは,SSRIに睡眠薬を追加すると,うつ病とGADの寛解率が上昇することが示されている。

C 不正解。トラゾドンはセロトニンアンタゴニスト/再取り込み阻害薬で,不安と不眠の両方に対してよく処方される。ゾルピデムは不眠の短期治療に対して承認された非ベンゾジアゼピン系睡眠薬である。この併用は有効かもしれないが,この患者にはSSRIと睡眠薬の併用のほうが,鎮静的にならず,不眠と不安の症状をより改善する可能性が高い。

D 不正解。エスタゾラムは不眠治療に対して承認されたベンゾジアゼピン系睡眠薬であるが,GADの症状軽減作用は証明されていない。

文献

Fava M, McCall WV, Krystal A et al. Eszopiclone co-administered with fluoxetine in patients with insomnia coexisting with major depressive disorder. *Biol Psychiatry* 2006; 59(11): 1052-60.

Fava M, Schaefer K, Huang H et al. A post hoc analysis of the effect of nightly administration of eszopiclone and a selective serotonin reuptake inhibitor in patients with insomnia and anxious depression. *J Clin Psychiatry* 2011; 72(4): 473-9.

Schatzberg AF, Nemeroff CB. *Textbook of psychopharmacology*, fourth edition. Washington, DC: American Psychiatric Publishing, Inc.; 2009. (Chapter 60)

Stahl SM. *Case studies: Stahl's essential psychopharmacology*. New York, NY: Cambridge University Press; 2011.

Q 7-6

75歳の男性。体調は良好だが，睡眠障害が認められる。彼は午前4時に起床する。この早朝覚醒を防ぐために，夕方ずっと覚醒していようとしているにもかかわらず，いつも夕食直後，たいていは午後7時前に入眠してしまう。次のうち，どの治療選択肢が，この患者に対して最も有効であろうか？

A 早朝のメラトニン
B 夕方のメラトニン
C 午後遅く/夕方の光
D AとC
E AとB
F BとC

❖ Q 7-6の答え

正解はD。

選択肢		同僚たちの解答
A	早朝のメラトニン	1%
B	夕方のメラトニン	5%
C	午後遅く/夕方の光	14%
D	**AとC**	**51%**
E	AとB	1%
F	BとC	28%

- **A, C** それぞれは正解。
- **B, E, F** 不正解。睡眠相後退のサーカディアンリズムには，朝の光と夕方のメラトニンが有効である。これらは視交叉上核のリセットを助け，睡眠/覚醒スイッチがより早くオンになることになる。
- **D** 正解。この患者は睡眠相が前進している。睡眠相前進のサーカディアンリズムには，早朝のメラトニンと夕方の光が有効である。これらは視交叉上核のリセットを助け，睡眠/覚醒スイッチがより長くオフの状態でいる。

文献

Dodson ER, Zee PC. Therapeutics for circadian rhythm sleep disorders. *Sleep Med Clin* 2010; 5(4): 701-15.

Edwards BA, O'Driscoll DM, Ali A, Jordon AS, Trinder J, Malhotra A. Aging and sleep: physiology and pathophysiology. *Semin Respir Crit Care Med* 2010; 31(5): 618-33.

Schatzberg AF, Nemeroff CB. *Textbook of psychopharmacology*, fourth edition. Washington, DC: American Psychiatric Publishing, Inc.; 2009. (Chapter 60)

Stahl SM. *Case studies: Stahl's essential psychopharmacology.* New York, NY: Cambridge University Press; 2011.

Q 7-7

45歳の女性。不眠に対してdoxepin 10 mg/日が処方された。彼女は，この処方では効き目が弱く，睡眠効果を高めようとして，投与量を100 mg/日まで増やしたところ，ある程度は効果がみられたといっている。また，100 mg/日ではめまい発作と便秘があるという。副作用を引き起こしていると考えられる高用量では，doxepinは次のどの特性を示すか？

A　セロトニンおよびノルエピネフリンの再取り込み阻害
B　セロトニン2Aおよびセロトニン2Cアンタゴニスト作用
C　α_1およびムスカリン1アンタゴニスト作用
D　セロトニン2Aおよびセロトニン2Bアンタゴニスト作用

❖ Q 7-7の答え

正解はC。

選択肢		同僚たちの解答
A	セロトニンおよびノルエピネフリンの再取り込み阻害	4%
B	セロトニン2Aおよびセロトニン2Cアンタゴニスト作用	2%
C	**α₁およびムスカリン1アンタゴニスト作用**	**92%**
D	セロトニン2Aおよびセロトニン2Bアンタゴニスト作用	2%

A, B, D 不正解。高用量のdoxepinはセロトニンとノルエピネフリンの再取り込みを阻害するが,この作用はこれらの副作用を説明できそうもない。

C 正解。低用量のdoxepinはヒスタミン1受容体に対して選択的で,睡眠薬として機能する。高用量のdoxepinではα_1およびムスカリン1アンタゴニスト作用がみられ,これらの副作用を説明できそうである。

文献

Schatzberg AF, Nemeroff CB. *Textbook of psychopharmacology*, fourth edition. Washington, DC: American Psychiatric Publishing, Inc.; 2009. (Chapter 42)

Stahl SM. *Stahl's essential psychopharmacology*, third edition. New York, NY: Cambridge University Press; 2008. (Chapter 16)

Stahl SM. Selective histamine H_1 antagonism: novel hypnotic and pharmacologic actions challenge classical notions of antihistamines. CNS Spectr 2008; 13(12): 1027-38.

Stahl SM. *Stahl's essential psychopharmacology, the prescriber's guide*, fourth edition. New York, NY: Cambridge University Press; 2011. (Sleep/wake medication chapters)

Q 7-8

54歳の男性。以前うつ病の治療をしたことがあり，今は一晩中ぐっすり眠れているが，朝起きたとき，ときどき筋肉がひりひりし，身体的に疲れた感じを訴えている。彼の妻は彼の体動によって真夜中に頻繁に起きてしまうという。次のうち，彼にすべき検査はどれか？

A 睡眠ポリグラフ検査 polysomnograph
B 睡眠潜時反復検査 multiple sleep latency test
C 覚醒維持検査 maintenance of wakefulness test
D AとB
E BとC
F AとC
G AとBとC

❖ Q 7-8の答え

正解はA。

選択肢		同僚たちの解答
A	睡眠ポリグラフ検査	57%
B	睡眠潜時反復検査	2%
C	覚醒維持検査	0%
D	AとB	16%
E	BとC	1%
F	AとC	6%
G	AとBとC	19%

A 正解。この患者は睡眠時周期性四肢運動 periodic limb movements of sleep (PLMS)あるいは周期性四肢運動障害 periodic limb movement disorder(PLMD)に罹患している可能性があり、これらに対しては睡眠ポリグラフ検査が推奨される。

B 不正解。睡眠潜時反復検査は、カタプレキシーを伴わないナルコレプシーと特発性過眠症 idiopathic hypersomniaに対して推奨される。

C 不正解。覚醒維持検査は、カタプレキシーの有無にかかわらず、ナルコレプシーと特発性過眠症の治療評価に対して推奨される。

D〜G 不正解。

文献

Kushida CA, Littner MR, Morgenthaler T et al. Practice parameters for the indications for polysomnography and related procedures: an update for 2005. *Sleep* 2005; 28(4): 499-521.

Littner MR, Kushida CA, Wise M et al. Practice parameters for clinical use of the multiple sleep latency test and the maintenance of wakefulness test. *Sleep* 2005; 28(1): 113-21.

7-9

最近,ナルコレプシーと診断され中枢刺激薬で治療されている患者が,ナルコレプシーに伴う注意障害を懸念して診察を受けに来た。彼はインターネットを介してこの注意障害を知り,現在まで治療に反応していない。次のうち,正しいのはどれか?

A ナルコレプシーは睡眠障害なので,通常,認知の障害を伴わない。
B ナルコレプシーに伴う認知の障害は中枢刺激薬で悪化しうる。
C ナルコレプシー治療に使用される中枢刺激薬は認知の機能を回復させる。
D ナルコレプシーはときに認知の障害を起こすことがあるが,この治療については報告が少ない。

❖ Q 7-9の答え

正解はC。

選択肢		同僚たちの解答
A	ナルコレプシーは睡眠障害なので，通常，認知の障害を伴わない	6%
B	ナルコレプシーに伴う認知の障害は中枢刺激薬で悪化しうる	3%
C	**ナルコレプシー治療に使用される中枢刺激薬は認知の機能を回復させる**	**83%**
D	ナルコレプシーはときに認知の障害を起こすことがあるが，この治療については報告が少ない	8%

A，D 不正解。未治療のナルコレプシー患者は注意を維持することが難しい。これは背外側前頭前皮質の活性化不全に関連し，Nバック課題での低成績で示される。

B 不正解。中枢刺激薬はナルコレプシーに伴う認知の障害を改善するが，悪化はさせない。

C 正解。ドーパミン作動性の覚醒促進薬は，ナルコレプシー患者が背外側前頭前皮質の活性化を維持できるようにし，それにより認知能力を改善することがある。この患者に対しては，中枢刺激薬であるモダフィニルの増量や他の中枢刺激薬への変更が有効かもしれない。

文献

Stahl SM. *Stahl's essential psychopharmacology*, third edition. New York, NY: Cambridge University Press; 2008. (Chapter 16)

Q 7-10

1週前から警備員として夜勤の仕事を開始した患者。このとき，彼は＿＿＿＿駆動力が混乱する可能性が最も高いが，＿＿＿＿駆動力は影響されない。

A　ウルトラディアン/サーカディアン
B　サーカディアン/ホメオスタティック
C　ホメオスタティック/ウルトラディアン
D　ウルトラディアン/ホメオスタティック
E　サーカディアン/ウルトラディアン
F　ホメオスタティック/サーカディアン

❖ Q 7-10の答え

正解はB。

選択肢		同僚たちの解答
A	ウルトラディアン/サーカディアン	5%
B	**サーカディアン/ホメオスタティック**	**65%**
C	ホメオスタティック/ウルトラディアン	2%
D	ウルトラディアン/ホメオスタティック	1%
E	サーカディアン/ウルトラディアン	22%
F	ホメオスタティック/サーカディアン	5%

- **B** 正解。サーカディアン(覚醒)駆動力は，光，メラトニン，身体活動などの視交叉上核への入力の結果生じる。ホメオスタティック(睡眠)駆動力は，眠らずに長期間覚醒しているほど増大する。夜勤者では正常な長さの睡眠をとったとしても，正常な光入力を受けることはない可能性がある。したがって，ホメオスタティック駆動力は影響されることはないが，サーカディアン駆動力が混乱してしまう可能性がある。

  しかし時間が経つにつれ，交代勤務者は睡眠時間が普段よりも短くなっていくが，彼らは少ない睡眠時間ですむ体質になったわけではない。そのため，彼らのホメオスタティック駆動力は増大しうる。

- **A，C，D，E** 不正解。ウルトラディアン*サイクルは，多様な睡眠相が周期的に出現することであり，健常者ではほとんど影響されることはない。
- **F** 不正解。

文献

Czeisler CA, Gooley JJ. Sleep and circadian rhythms in humans. *Cold Spring Harb Symp Quant Biol* 2007; 72: 579-97.

Stahl SM. *Stahl's essential psychopharmacology*, third edition. New York, NY: Cambridge University Press; 2008. (Chapter 16)

＊訳注：ウルトラディアンとは一般には24時間以下の周期のリズムについていう。

Q 7-11

頻繁に夜勤をしている24歳の救急医療隊員。彼はシフト中にずっと覚醒していることが難しいと感じている。睡眠衛生を改善するため，彼に何と助言すべきか？

A　カフェインを避ける。
B　夜勤のはじめだけカフェインを摂取する。
C　夜勤中ずっとカフェインを摂取する。

❖ Q 7-11の答え

正解はB。

選択肢	同僚たちの解答
A　カフェインを避ける	29%
B　夜勤のはじめだけカフェインを摂取する	**66%**
C　夜勤中ずっとカフェインを摂取する	5%

A, C　不正解。カフェインは，睡眠障害をもつ交代勤務者における過剰な眠気の対処として有益な手段となりうる。しかし，睡眠が必要なときに覚醒を引き起こさないためには，正しいタイミングで使用しなければならない。

B　正解。眠気による作業能力の低下が問題となる交代勤務者は，覚醒しておくため，夜勤のはじめに少量のカフェインを摂取してもよい。

文献

Pandi-Perumal SR, Srinivasan V, Maestroni GJ et al. Melatonin: nature's most versatile biological signal? *FEBS J* 2006; 273: 2813-38.

Schwartz JR, Roth T. Shift work sleep disorder: burden of illness and approaches to management. *Drugs* 2006; 66: 2357-70.

Q 7-12

サーシャはうつ病の既往のある58歳の患者で，agomelatineが投与されている。現在，彼女のうつ病症状は比較的みられない。この治療効果に部分的に関連すると考えられているagomelatineの作用点は，視交叉上核のどの受容体か？

A　メラトニン受容体
B　セロトニン2C受容体
C　AとB

❖ Q 7-12の答え
正解はC。

選択肢	同僚たちの解答
A　メラトニン受容体	17%
B　セロトニン2C受容体	25%
C　AとB	**58%**

 agomelatineはメラトニンMT$_1$およびMT$_2$受容体両方のアゴニストであり，セロトニン2C受容体のアンタゴニストでもある。agomelatineはこの特異な受容体結合特性があるため，サーカディアンリズム機能障害だけでなく神経伝達障害も改善することができる。まず，agomelatineはメラトニン受容体アゴニスト作用を介して，サーカディアンリズムを調節することができる。通常，メラトニンは環境的な手がかりに応じて松果体から遊離される。その後，親時計の存在部位である視交叉上核に作用して，サーカディアンリズムをリセットする。同様に，agomelatineはメラトニン受容体アゴニストとして，分子時計を調節し，うつ病で障害されているサーカディアンリズムを再同期することができる。

 また，agomelatineはセロトニン2C受容体を阻害することで，神経伝達に影響を与える。通常，セロトニンはセロトニン2C受容体を刺激することで，GABA介在神経細胞を興奮させ，抑制性神経伝達物質であるGABAの遊離を増加させる。その後，GABAはノルアドレナリン系およびドーパミン系神経細胞にあるGABA$_A$受容体に結合する。GABAは抑制性なので，前頭前皮質におけるこれらの神経細胞にGABAが作用すると，ノルエピネフリンやドーパミンの遊離を抑制する。agomelatineはセロトニン2Cアンタゴニストとして，セロトニンのGABA介在神経細胞への結合を阻害することで，モノアミン系神経細胞の脱抑制と，前頭前皮質でのノルエピネフリンとドーパミンの増加が起こり，気分と認知を改善させうるのであろう。

章全体の平均正答率
第7章の平均正答率は71％であった。

文献
DeBodinat C, Guardiola-Lemaitre B, Mocaer E et al. Agomelatine, the first melatonergic antidepressant: discovery, characterization, and development. *Nature Reviews Drug Discovery* 2010; 9: 628-42.

8 注意欠如・多動性障害とその治療

Q 8-1

15歳の不注意型の注意欠如・多動性障害 attention deficit hyperactivity disorder（ADHD）の少女。目の前の作業に集中し続けることが難しく，勉強をまとめられず，宿題を済ませるのに母親に頼りきらなければならない。問題解決は彼女にとって最も困難な作業の1つである。注意を持続できないことは，次のうち，どの脳部位の異常な活性化と関係している可能性があるか？

A　背外側前頭前皮質
B　運動前頭前皮質
C　眼窩前頭前皮質
D　補足運動皮質

❖ Q 8-1の答え

正解はA。

選択肢	同僚たちの解答
A 背外側前頭前皮質	81%
B 運動前頭前皮質	12%
C 眼窩前頭前皮質	6%
D 補足運動皮質	1%

A 正解。注意の維持は，仮説上は背外側前頭前皮質を含む皮質-線条体-視床-皮質回路によって調節されている。背外側前頭前皮質の非効率的な活性化によって，作業の継続，完遂，整理および精神的努力の維持を困難になることがある。患者はこれらすべての症状を示している。背側前帯状皮質は，もの忘れ，注意散漫，ケアレスミスなどの行動の制御に重要である。この部位も事実この患者では非効率的である。

B 不正解。運動前頭前皮質は，仮説上はそわそわする，席に座っていられない，走り回る，何かの上に登ろうとする，静かにできないなどの行動を調節する。

C 不正解。眼窩前頭前皮質は話しすぎる，うっかり口走る，話に割って入るなどの衝動性を調節する。

D 不正解。補足運動皮質は運動の計画に関与している。したがって，この脳部位は多動症状により関連しているであろう。

文献

Arnsten AF. Fundamentals of attention-deficit/hyperactivity disorder: circuits and pathways. *J Clin Psychiatry* 2006; 67 (suppl 8): 7-12.

Stahl SM. *Stahl's essential psychopharmacology*, third edition. New York, NY: Cambridge University Press; 2008. (Chapter 17)

Stahl SM, Mignon L. *Stahl's illustrated attention deficit hyperactivity disorder*. New York, NY: Cambridge University Press; 2009. (Chapter 1)

Q 8-2

健常な小児と注意欠如・多動性障害(ADHD)の小児における大脳皮質の成長の違いに関して,次のうち正しいのはどれか?

A 皮質の成熟パターン(すなわち,順序)が異なる。
B 皮質の成熟のタイミングが異なる。
C 皮質の成熟パターンとタイミングが異なる。
D 皮質の成熟パターンもタイミングもどちらも異ならない。

❖ Q 8-2の答え

正解はB。

選択肢	同僚たちの解答
A 皮質の成熟パターンが異なる	6%
B 皮質の成熟のタイミングが異なる	**26%**
C 皮質の成熟パターンとタイミングが異なる	65%
D 皮質の成熟パターンもタイミングもどちらも異ならない	3%

ADHDは，不注意，多動，衝動症状などを特徴とする神経発達障害である．ADHDは脳の成熟の遅れにより生じると考える人もいるが，典型的な脳の発達とは全面的に異なる発達により生じると考える人もいる．典型的な成長を示す対照群と比べ，ADHDの小児における皮質の成熟を評価するため，脳画像検査が行われる．特に，皮質厚が最大値に達する年齢を比較することで，ADHDの有無を評価している．

A 不正解．皮質の成熟パターンは，ADHDの有無にかかわらず，すべての小児で同じであると報告されている．特に，一次知覚野と運動野が最大皮質厚に達するのは，背外側前頭前皮質などの高次連合野よりも発達上早期である．

B 正解．皮質の成熟のタイミングはADHDの有無により異なり，早ければ7歳で明らかになる．すなわち，ADHDの小児における皮質の成熟は，健常な小児よりも遅れると考えられている．実際，皮質先端の50%が最大厚に達する年齢中央値は，ADHDの小児で3年遅れる．この遅れは上前頭前皮質および背外側前頭前皮質において最も著明で，これらの部位は特に注意制御や計画作成に重要である．

興味深いことに，ADHDの小児が典型的な発達を示す対照群よりも，早く最大皮質厚に達する脳部位が1つある．それは，一次運動皮質である．

C，D 不正解．

文献

Shaw P, Eckstrand K, Sharp W et al. Attention-deficit/hyperactivity disorder is characterized by a delay in cortical maturation. *PNAS* 2007; 104(49): 19649-54.

Q 8-3

神経科学の先生が、メチルフェニデート*とamphetamineの違いと、乱用を引き起こす相性 phasic/拍動性 pulsatile刺激と緊張性 tonic/持続性 sustained刺激について、簡単に説明してくれた。あなたは完全には理解することができなかったので、友人のノートを集めてみた。友人たちはメチルフェニデートとamphetamineの違いについては同じような見解を示していたが、相性/拍動性刺激と緊張性/持続性刺激についての記述はみな異なっていた。次のうち、正しい記述はどれか？

A 拍動性刺激は、望ましくない相性のドーパミンとノルエピネフリンの発火を増幅し、多幸と乱用を引き起こす可能性がある。
B 速放性中枢刺激薬は、緊張性発火を引き起こし、多幸と乱用を引き起こす可能性がある。
C 緊張性発火は、徐放性製剤でみられる急速な受容体占拠と急速な効果発現の結果である。
D 徐放性中枢刺激薬は、ノルエピネフリンとドーパミンシグナルの相性刺激をもたらすが、これは多幸と乱用を引き起こさない。

＊訳注：日本で発売されているメチルフェニデートはラセミ体である。

❖ Q 8-3の答え

正解はA。

選択肢		同僚たちの解答
A	拍動性刺激は,望ましくない相性のドーパミンとノルエピネフリンの発火を増幅し,多幸と乱用を引き起こす可能性がある	60%
B	速放性中枢刺激薬は,緊張性発火を引き起こし,多幸と乱用を引き起こす可能性がある	24%
C	緊張性発火は,徐放性製剤でみられる急速な受容体占拠と急速な効果発現の結果である	4%
D	徐放性中枢刺激薬は,ノルエピネフリンとドーパミンシグナルの相性刺激をもたらすが,これは多幸と乱用を引き起こさない	12%

A 正解。中枢刺激薬の拍動性の送達は,頻回で急速なノルエピネフリンとドーパミンの遊離を引き起こす可能性があり,これは相性発火を増幅する。相性発火は仮説上は報酬,多幸感や乱用可能性などと関連している。

B 不正解。速放性中枢刺激薬は急速にドーパミンとノルエピネフリンを増加させ,緊張性発火ではなく,特に相性発火を増加させる。したがって,速放性中枢刺激薬は乱用のリスクがより高い。

C,D 不正解。中枢刺激薬の徐放性製剤は,緩徐で持続的にノルエピネフリンとドーパミンを増加させ,緊張性発火を増強させる。これが,仮説上,中枢刺激薬の治療効果と関連している。この薬物は注意欠如・多動性障害(ADHD)で低下していると考えられる緊張性のノルエピネフリンとドーパミンシグナルを増強する。徐放性製剤は緊張性のノルエピネフリンとドーパミンシグナルを増強するために十分なほど効果を発揮するまでの時間が緩徐で,持続的に前頭前皮質のノルエピネフリントランスポーターを占拠する。しかし,相性シグナルを増加させるほどは側坐核でのドーパミントランスポーターを速くまた長く阻害しない。したがって乱用可能性が低下する。

文献

Schatzberg AF, Nemeroff CB. *Textbook of psychopharmacology*, fourth edition. Washington, DC: American Psychiatric Publishing, Inc.; 2009. (Chapter 43)
Stahl SM. *Stahl's essential psychopharmacology*, third edition. New York, NY: Cambridge University Press; 2008. (Chapter 17)

Q 8-4

スカーレットは25歳のバーテンダーで，10歳のときに注意欠如・多動性障害（ADHD）と診断された。それ以来，薬は飲んだり飲まなかったりしている。最初は速放性メチルフェニデート*で治療し，その後メチルフェニデート貼付剤で治療した。青年期後期に彼女は非合法薬に手を出したことがあり，今なお大量飲酒者である。アルコールとタバコによって2, 3年自己治療を行っていたが，再び薬物療法を求めてきた。そこで，あなたはADHDに有効である非中枢刺激性の薬物の1つであるアトモキセチン（ストラテラ®）80 mg/日を投与しようと決めた。なぜ，アトモキセチンは乱用のリスクがないのか？

A アトモキセチンは側坐核のノルエピネフリン濃度を減少させるが，前頭前皮質では減少させない。
B アトモキセチンは前頭前皮質のドーパミン濃度を上昇させるが，側坐核では上昇させない。
C アトモキセチンは縫線核のセロトニン濃度を調節する。
D アトモキセチンは線条体と前帯状皮質のドーパミンを増加させる。

---

*訳注：日本では速放性メチルフェニデート（リタリン®）はナルコレプシーにのみの適応である。またメチルフェニデートの貼付剤は発売されていない。

❖ Q 8-4の答え

正解はB。

選択肢		同僚たちの解答
A	アトモキセチンは側坐核のノルエピネフリン濃度を減少させるが,前頭前皮質では減少させない	15%
B	**アトモキセチンは前頭前皮質のドーパミン濃度を上昇させるが,側坐核では上昇させない**	**74%**
C	アトモキセチンは縫線核のセロトニン濃度を調節する	7%
D	アトモキセチンは線条体と前帯状皮質のドーパミンを増加させる	4%

アトモキセチンは選択的ノルエピネフリン再取り込み阻害薬〔ノルエピネフリントランスポーター norepinephrine transporter(NET)阻害薬〕である。

- **A** 不正解。側坐核にはノルエピネフリン神経細胞とNETがきわめて少ないため,側坐核のNETを阻害しても,ノルエピネフリンやドーパミンを増加させることはない。
- **B** 正解。前頭前皮質には高濃度のドーパミントランスポーター dopamine transporter(DAT)が存在しないため,ドーパミンはNETによって不活性化される。したがって,前頭前皮質のNET阻害により,ドーパミンとノルエピネフリンは増加する。側坐核にはNETがきわめて少ないため,アトモキセチンは脳の報酬中枢である側坐核でのドーパミンとノルエピネフリンの増加を引き起こすことはない。このため,アトモキセチンには乱用可能性がない。
- **C** 不正解。アトモキセチンはセロトニン濃度を調節しない。
- **D** 不正解。線条体と前帯状皮質は報酬に関連しない。

文献

Schatzberg AF, Nemeroff CB. *Textbook of psychopharmacology*, fourth edition. Washington, DC: American Psychiatric Publishing, Inc.; 2009. (Chapter 43)

Stahl SM. *Stahl's essential psychopharmacology*, third edition. New York, NY: Cambridge University Press; 2008. (Chapter 17)

Q 8-5

パトリックは15歳の高校生である。彼は気が散りやすいため，割り当てられた時間内に数学のテストを終わらせられないでいる。英語のクラスでは，不注意なスペルミスが多く，成績はよくない。小児科医は，＿＿＿＿が機能的MRI画像で異常に活性化されているかどうかを確認するため，＿＿＿＿を用いて彼の選択的注意を検査することを提案した★。

A 眼窩前頭前皮質/Stroop課題
B 運動前頭前皮質/Nバック課題
C 前部帯状皮質/Stroop課題
D 背外側前頭前皮質/Nバック課題

★注：これは仮説上の設問である。なぜなら，画像化技術は重要な研究手段ではあるものの，現時点では検査目的では使用できないからである。

❖ Q 8-5の答え

正解はC。

選択肢		同僚たちの解答
A	眼窩前頭前皮質/Stroop課題	10%
B	運動前頭前皮質/Nバック課題	4%
C	**前部帯状皮質/Stroop課題**	**47%**
D	背外側前頭前皮質/Nバック課題	39%

- A，B，D 不正解。Nバック課題は背外側前頭前皮質の活性化をみることで，持続的注意と問題解決を評価するために利用される。眼窩前頭前皮質は注意ではなく衝動性に，運動前頭前皮質は多動に関連していると考えられている。したがって，どちらもこの症例には適切でない。
- C 正解。Stroop課題は選択的注意を評価するために利用される。Stroop課題では，被検者はいろいろな色で書かれた言葉を示され，言葉自体ではなく，言葉が書かれている色の名前を正しくいうという試験である。たとえば，「青」という言葉が「赤」色で書かれているときには，正しい答えは「赤」である。前部帯状皮質はこのタイプの作業に関連しており，被検者がこの課題を行っているときに活性化される。前部帯状皮質の不十分な活性化は，細部への注意が弱い，不注意なミスを犯す，話を聞いていない，注意がそれやすいなどの症状に関連している。これらはすべてパトリックにみられる症状である。

文献

Stahl SM. *Stahl's essential psychopharmacology*, third edition. New York, NY: Cambridge University Press; 2008. (Chapter 17)

Q 8-6

タミーは不注意と多動の症状がみられていたが,クロニジン 0.2 mg/日によく反応している。彼女は仕事で大規模なプロジェクトを任されており,それをきちんと取り組めないのではないかと心配して診察を受けに来た。そこで,このプロジェクトの期間に限り投与量を0.3 mg/日に増量することにした。数週間後,彼女はもどってきて,プロジェクトをうまく成し遂げた後,リラックスしようと友人と一緒に休暇に出かけ,ホテルのサウナに入ったところ,ひどい浮動感と眠気に襲われたと訴えている。さらに,旅行に持っていったクロニジンの量が不十分であったため,この数日間まったく服用していなかったという。昨日あった毎年の健康診断では,彼女のプライマリーケア提供者 primary care providerは,彼女の血圧が極めて高いといった。彼女に何が起こっている可能性があるか?

A　サウナに入ったことが高血圧を引き起こした。
B　薬物の急速な中止が高血圧を引き起こした。
C　薬物の急速な増量が高血圧を引き起こした。
D　高血圧は強いストレスを受けた後の反跳効果として,休暇中に起きた可能性がある。

❖ Q 8-6の答え
正解はB。

選択肢	同僚たちの解答
A　サウナに入ったことが高血圧を引き起こした	1%
B　薬物の急速な中止が高血圧を引き起こした	**97%**
C　薬物の急速な増量が高血圧を引き起こした	1%
D　高血圧は強いストレスを受けた後の反跳効果として，休暇中に起きた可能性がある	2%

最もよくみられるクロニジンの副作用には，鎮静，浮動感，口渇，便秘，疲労感，脱力感などがある。これらは0.2 mg/日以上で増悪する可能性がある。

A 不正解。サウナなどの高熱は，クロニジンでよくみられる副作用を増悪させる可能性がある。よくみられる副作用には，鎮静，浮動感，口渇，便秘，疲労感，脱力感などがある。

B 正解。薬物の急速な中止によってタミーに高血圧が起こった。クロニジンを中止しするときは，イライラや高血圧などの反跳効果を避けるため漸減すべきである。

C 不正解。通常，高血圧はクロニジンの副作用ではない。

D 不正解。

文献

Schatzberg AF, Nemeroff CB. *Textbook of psychopharmacology*, fourth edition. Washington, DC: American Psychiatric Publishing, Inc.; 2009. (Chapter 43)

Stahl SM. *Stahl's essential psychopharmacology*, third edition. New York, NY: Cambridge University Press; 2008. (Chapter 17)

Stahl SM. *Stahl's essential psychopharmacology, the prescriber's guide*, fourth edition. New York, NY: Cambridge University Press; 2011. (ADHD medication chapters)

第8章 注意欠如・多動性障害とその治療 243

Q 8-7

17歳のクラリスは母親に付き添われて診察を受けに来た。クラリスはここ3年間，徐放性D,L-メチルフェニデート（リタリンSR®）40 mg/日で十分に治療されている。しかし，最近彼女はイライラしがちで，隠し立てし，理由もなく遅く帰宅するようになった。母親は，彼女が財布からお金を盗んでいることに気づいている。学校の成績は低下しており，教師からも不注意を厳しく叱られている。次にすべきことは何か？

A 破綻症状に対処するため，メチルフェニデートの投与量を60 mg/日に増量する。
B 速放性 D,L-メチルフェニデート（リタリン®）40 mg/日に変更し，疾病教育を提案する。
C アトモキセチン（ストラテラ®）60 mg/日に変更し，物質使用障害を検査する。
D 薬物療法を中止し，そしてすぐに変更しない。中止している間は症状の進行を監視する。

❖ Q 8-7の答え

正解はD。

選択肢		同僚たちの解答
A	破綻症状に対処するため,メチルフェニデートの投与量を60 mg/日に増量する	6%
B	速放性D,L-メチルフェニデート 40 mg/日に変更し,疾病教育を提案する	1%
C	アトモキセチン 60 mg/日に変更し,物質使用障害を検査する	62%
D	薬物療法を中止し,そしてすぐに変更しない。中止している間は症状の進行を監視する	32%

クラリスの症状(不注意)の再現は,アドヒアランス低下の徴候である可能性がある。また,薬物の流用や乱用の徴候かもしれない。母親が述べている気分の問題は,盗み癖と関連して,物質使用障害の可能性を警告する徴候である。

A 不正解。速放性D,L-メチルフェニデート 40 mg/日はすでに用量範囲の上限である。したがって,この患者では増量しないほうがおそらく賢明であろう。
B 不正解。物質使用障害の可能性を考慮すると,速放性の中枢刺激薬に変更するのは推奨されないであろう。注意欠如・多動性障害(ADHD)の併存症と治療の必要性について彼女に教育するという観点から,疾病教育が勧められるかもしれない。
C 不正解。クラリスが現在使用中の薬物を流用または乱用していることが明らかになった場合には,アトモキセチンに変更できる。なぜなら,アトモキセチンは小児,青年,成人に対して承認されており,乱用の可能性がないからである。物質使用障害の検査の施行も賢明であろう。
D 正解。この患者において最善の判断は,薬物を完全に中止し,新しいベースラインを作り,薬物の服用を遵守し乱用しないことを確認することであろう。そうすることで,確信をもって中枢刺激薬を再開できる。

文献

Schatzberg AF, Nemeroff CB. *Textbook of psychopharmacology*, fourth edition. Washington, DC: American Psychiatric Publishing, Inc.; 2009. (Chapter 63)
Stahl SM. *Stahl's essential psychopharmacology*, third edition. New York, NY: Cambridge University Press; 2008. (Chapter 17)

Q 8-8

ピーターは35歳の株式仲買人である。上司から会社の精神保健相談者への診察を勧められた。彼の上司が訴えるには，彼は約束に遅れることが多く，不適切なほど落ち着きがなく，ミーティングでは他の人の話に割って入り，同僚に対して攻撃的で，平日の夜にやたらとパーティーを開いているという。ピーターが主張するには，彼は元気で，他の人と話しているときは頭の中にたくさんの計画があり，単に独力でやっていこうとしているだけという。彼は夕方に外出してリラックスすることが好きである。注意欠如・多動性障害（ADHD）の可能性を考慮して，あなたは患者および彼と長く友人関係にある仕事仲間の両者と面談しようとしている。最初にすべき質問は何か？

A 彼の両親と比べ，患者はどれくらいよく…
B 同年齢の人と比べて，患者はどれくらいよく…
C 子どものころと比べて，患者はどれくらいよく…
D 彼の子どもと比べて，患者はどれくらいよく…

❖ Q 8-8の答え

正解はB。

選択肢	同僚たちの解答
A 彼の両親と比べ，患者はどれくらいよく…	1%
B 同年齢の人と比べて，患者はどれくらいよく…	**77%**
C 子どものころと比べて，患者はどれくらいよく…	21%
D 彼の子どもと比べて，患者はどれくらいよく…	0%

ADHDでは，患者の年齢によって発症しやすい症状が異なる。たとえば，多動は小児での主要な症状であるが，成人では内的な落ち着きのなさに変わっていく可能性が最も高い。

- **A，D** 不正解。ADHDは強い遺伝的要因をもっているが，最初に彼自身と，彼の子どもや両親とを比較する質問は推奨されない。しかし，正確な家族歴は有益であろう。
- **B** 正解。ADHDの成人患者を診断しようとするときには，最初に同年齢の成人の行動と本人の行動を比較させる質問が望ましい。そうすることで，この時点での患者の症状の重症度をより理解しやすくなるであろう。
- **C** 不正解。病歴を得ることは重要であるが，患者はすべて思い出せることはないし，子どものころの行動を適切に判断できることもないであろう。

文献

Stahl SM. *Stahl's essential psychopharmacology*, third edition. New York, NY: Cambridge University Press; 2008. (Chapter 17)

Q 8-9

28歳の全般性不安障害の患者。3年間，パロキセチンによる治療が奏効している。子どものころ注意欠如・多動性障害（ADHD）の既往もあるが，現在その治療は行われていない。さらに，中枢刺激薬乱用の既往があるが，ここ数年間は使用していない。今，彼は不注意と混乱のため仕事にかなり支障をきたしており，失業の恐れがあるという。十分な評価の結果，ADHDの基準を満たしていることがわかった。彼は物質乱用の既往があるため，治療薬としてアトモキセチンが処方された。アトモキセチンとパロキセチンの間には，どのような薬物相互作用が起こる可能性があるか？

A アトモキセチンはCYP450 2D6の誘導物質で，パロキセチンはCYP450 2D6で代謝されるので，パロキセチンを増量すべきである。

B パロキセチンはCYP450 2D6の誘導物質で，アトモキセチンはCYP450 2D6で代謝されるので，アトモキセチンを増量すべきである。

C アトモキセチンはCYP450 2D6の阻害物質で，パロキセチンはCYP450 2D6で代謝されるので，パロキセチンを減量すべきである。

D パロキセチンはCYP450 2D6の阻害物質で，アトモキセチンはCYP450 2D6で代謝されるので，アトモキセチンを減量すべきである。

❖ Q 8-9の答え
正解はD。

選択肢		同僚たちの解答
A	アトモキセチンはCYP450 2D6の誘導物質で，パロキセチンはCYP450 2D6で代謝されるので，パロキセチンを増量すべきである	4%
B	パロキセチンはCYP450 2D6の誘導物質で，アトモキセチンはCYP450 2D6で代謝されるので，アトモキセチンを増量すべきである	13%
C	アトモキセチンはCYP450 2D6の阻害物質で，パロキセチンはCYP450 2D6で代謝されるので，パロキセチンを減量すべきである	17%
D	パロキセチンはCYP450 2D6の阻害物質で，アトモキセチンはCYP450 2D6で代謝されるので，アトモキセチンを減量すべきである	67%

アトモキセチンはCYP450 2D6によって代謝される。すなわち，CYP450 2D6を阻害する薬物はすべて，アトモキセチンの濃度を上昇させる。パロキセチンはCYP450 2D6の阻害物質である。

A 不正解。アトモキセチンはCYP450 2D6の誘導物質ではなく，パロキセチンはCYP450 2D6で代謝されない。
B 不正解。パロキセチンはCYP450 2D6の誘導物質ではない。
C 不正解。アトモキセチンはCYP450 2D6の誘導物質ではなく，パロキセチンはCYP450 2D6で代謝されない。
D 正解。パロキセチン投与時には，アトモキセチンを減量すべきである。

文献

Schatzberg AF, Nemeroff CB. *Textbook of psychopharmacology*, fourth edition. Washington, DC: American Psychiatric Publishing, Inc.; 2009. (Chapter 43)
Stahl SM. *Stahl's essential psychopharmacology*, third edition. New York, NY: Cambridge University Press; 2008. (Chapter 17)
Stahl SM. *Stahl's essential psychopharmacology, the prescriber's guide*, fourth edition. New York, NY: Cambridge University Press; 2011. (ADHD medication chapters)

Q 8-10

44歳の患者。新たに注意欠如・多動性障害（ADHD）と診断された。長年，大量に飲酒しているため重症の肝障害がある。ADHDに対して使用されるほとんどの薬物は心機能障害の患者には注意深く使用するか，あるいは絶対に使用すべきでないが，肝機能障害の患者に対して処方するときに，特別な注意を要する薬物が1つだけある。それは，次のうちどれか？

A　lisdexamfetamine
B　D-メチルフェニデート
C　D,L-メチルフェニデート
D　アトモキセチン
E　D,L-amphetamine
F　D-amphetamine

❖ Q 8-10の答え

正解はD。

選択肢		同僚たちの解答
A	lisdexamfetamine	15%
B	D-メチルフェニデート	1%
C	D,L-メチルフェニデート	1%
D	**アトモキセチン**	**79%**
E	D,L-amphetamine	1%
F	D-amphetamine	3%

- **A，B，C** 不正解。メチルフェニデートは主に肝臓では代謝されない。
- **D** 正解。アトモキセチンは肝障害の患者では用量調節が必要である。中等度の肝障害患者に対しては，通常用量の50％に減量すべきである。重症の肝障害の患者に対しては，通常用量の25％に減量すべきである。さらに，アトモキセチンそれ自身は重篤な肝障害を引き起こすことはまれである。
- **E，F** 不正解。amphetamineは部分的に肝臓で代謝され，D-amphetamineは肝障害の患者で注意深く使用しなければならないかもしれない唯一の中枢刺激薬である。その他の薬物はこの患者に使用しても大丈夫である。

文献

Bangs ME, Jin L, Zhang S et al. Hepatic events associated with atomoxetine treatment for attention-deficit hyperactivity disorder. *Drug Saf* 2008; 31(4): 345-54.

Schatzberg AF, Nemeroff CB. *Textbook of psychopharmacology*, fourth edition. Washington, DC: American Psychiatric Publishing, Inc.; 2009. (Chapter 43)

Stahl SM. *Stahl's essential psychopharmacology*, third edition. New York, NY: Cambridge University Press; 2008. (Chapter 17)

Stahl SM. *Stahl's essential psychopharmacology, the prescriber's guide*, fourth edition. New York, NY: Cambridge University Press; 2011. (ADHD medication chapters)

Q 8-11

7歳の少年。混合型注意欠如・多動性障害(ADHD)と診断され，彼の医療提供者は治療選択肢として中枢刺激薬が最適であると思っている。家族歴にはかなりのうつ病と糖尿病がある。また，患者には喘息の既往がはっきりあるが，身体所見には異常がなかった。現在の報告では，医療提供者は次に何を行うべきであると推奨されているか？

A 中枢刺激薬を処方する。この患者には追加検査の適応はないため。
B 心電図所見を得る。この患者の家族歴と診察結果がそれを正当化するため。
C 心電図所見を得る。中枢刺激薬の処方前には，すべての小児に対して心電図を行う必要があるため。
D 非中枢刺激薬を処方する。この患者には中枢刺激薬は不適切なため。

❖ Q 8-11の答え

正解はA。

選択肢		同僚たちの解答
A	中枢刺激薬を処方する。この患者には追加検査の適応はないため	66%
B	心電図所見を得る。この患者の家族歴と診察結果がそれを正当化するため	9%
C	心電図所見を得る。中枢刺激薬の処方前には，すべての小児に対して心電図を行う必要があるため	18%
D	非中枢刺激薬を処方する。この患者には中枢刺激薬は不適切なため	7%

A 正解。米国心臓協会 American Heart Association (AHA) の現在の推奨では，小児に中枢刺激薬を処方する前に心電図をとることの妥当性は示しているが，必須とはしていない。米国小児科学会 American Academy of Pediatrics (AAP) は，ほとんどの小児に対して中枢刺激薬の開始前に心電図をとることを推奨していない。

B 不正解。推奨では，心電図をとるかとらないかの判断は医師の自由裁量としている。しかし，この場合，家族歴や患者の診察結果のいずれにも心血管疾患を示す証拠がない。

C 不正解。AHAとAAPの推奨では，心電図をとっていないからといって，中枢刺激薬による治療を控える必要はないとしている。

D 不正解。この患者に中枢刺激薬が妥当な選択肢でないという理由はない。

文献

American Academy of Pediatrics/American Heart Association. American Academy of Pediatrics/American Heart Association clarification of statement on cardiovascular evaluation and monitoring of children and adolescents with heart disease receiving medications for ADHD. *J Dev Behav Pediatr* 2008; 29(4): 335.

Q 8-12

24歳の女性。注意欠如・多動性障害（ADHD）と診断されたばかりで，薬物療法を開始しようとしている。彼女は，「依存性があり，ヘロイン乱用になりそうな」薬物で治療されたくないといって譲らない。彼女の精神科医は，成人で承認されており，理論的には乱用可能性がないと考えられている唯一のamphetamine系薬であるlisdexamfetamineを処方した。なぜlisdexamfetamineは乱用可能性がないのか？

A lisdexamfetamineが効果を発揮するためには，腸管内で酵素によってamphetamineに転換される必要があるため，吸収はきわめて緩徐である。
B lisdexamfetamineは効果を発揮するためには，血流中で酵素によってamphetamineに転換される必要があるため，脳への分布は緩徐である。
C lisdexamfetamineは徐放技術を用いて包装されており，勝手にいじると効果が消失する。
D lisdexamfetamineは徐放技術を用いて包装されており，速放性amphetamineで起こる「強い興奮 kick」を防ぐ。

❖ Q 8-12の答え

正解はA。

選択肢		同僚たちの解答
A	lisdexamfetamineが効果を発揮するためには、腸管内で酵素によってamphetamineに転換される必要があるため、吸収はきわめて緩徐である	43%
B	lisdexamfetamineは効果を発揮するためには、血流中で酵素によってamphetamineに転換される必要があるため、脳への分布は緩徐である	15%
C	lisdexamfetamineは徐放技術を用いて包装されており、勝手にいじると効果が消失する	11%
D	lisdexamfetamineは徐放技術を用いて包装されており、速放性amphe-tamineで起こる「強い興奮」を防ぐ	32%

A 正解。lisdexamfetamineはD-amphetamineのプロドラッグである。小腸壁から吸収され、活性型D-amphetamineとL-リジンに変換されて、はじめて代謝されて活性化する。

B 不正解。

C, D 不正解。lisdexamfetamineはプロドラッグであり、徐放技術で包装されていない。

章全体の平均正答率

第8章の平均正答率は59%であった。

文献

Dew RE, Kollins SH. Lisdexamfetamine dimesylate: a new option in stimulant treatment for ADHD. *Expert Opin Pharmacother* 2010; 11(17): 2907-13.

Stahl SM, Mignon L. *Stahl's illustrated attention deficit hyperactivity disorder.* New York, NY: Cambridge University Press; 2009.

9 認知症とその治療

Q 9-1

メアリーは79歳で，娘によって診察に連れてこられた。娘の話では，母親はこの1年間いくつか心配な症状を示しているとのことであった。理解力検査では，いつもかける電話番号など慣れ親しんだものを思い出すことができない，よく訪ねてくる親しい家族がわからない，不機嫌，ものを書くことの困難などの症状がわかった。確定はできないが，これらの症状は次のどの認知症の病型を最もよく表しているか？

A　アルツハイマー病
B　レビー小体型認知症
C　ハンチントン病
D　前頭側頭型認知症

❖ Q 9-1の答え

正解はA。

選択肢	同僚たちの解答
A　アルツハイマー病	90%
B　レビー小体型認知症	2%
C　ハンチントン病	0%
D　前頭側頭型認知症	7%

認知症はすべて記憶障害という中核症状を特徴とするため，認知症の鑑別診断は困難なことがある。しかし，他に出現している症状から臨床的に認知症を区別できるかもしれない。

A　正解。アルツハイマー病の症状は記憶障害の他に，言語障害(失語)，運動機能障害(失行)，認知障害(失認)，実行機能障害があり，これらすべての症状はこの患者に認められる。しかし，剖検を行うまで確定診断はできない。
B　不正解。レビー小体型認知症はしばしば錐体外路症状を伴うが，この患者には認められない。
C　不正解。ハンチントン病は痙性運動と協調運動障害を伴うが，この患者には認められない。
D　不正解。前頭側頭型認知症の患者はしばしば脱抑制的で，きわめて饒舌であるが，この患者には認められない。

文献

Schatzberg AF, Nemeroff CB. *Textbook of psychopharmacology*, fourth edition. Washington, DC: American Psychiatric Publishing, Inc.; 2009. (Chapter 48)
Stahl SM. *Stahl's essential psychopharmacology*, third edition. New York, NY: Cambridge University Press; 2008. (Chapter 18)

Q 9-2

若い男子医学生。アルツハイマー病の家族歴があり，記憶に関連する脳部位とアルツハイマー病の発症について興味があり，詳しく学ぼうとしている。あなたは認知症に関連する重要な神経伝達物質であるアセチルコリン経路について説明した。説明の一部で，主要なコリン作動性投射は_____に始まり，記憶に関連すると信じられている_____に終わると話した。

A　前脳基底核／側坐核
B　前脳基底核／前頭前皮質
C　線条体／視床下部
D　線条体／前頭前皮質

❖ Q 9-2の答え

正解はB。

選択肢		同僚たちの解答
A	前脳基底核/側坐核	7%
B	**前脳基底核/前頭前皮質**	**68%**
C	線条体/視床下部	9%
D	線条体/前頭前皮質	16%

A, C, D 不正解。
B 正解。アセチルコリンは重要な神経伝達物質で，記憶に関連すると考えられている。主要なアセチルコリン投射は，前脳基底核から前頭前皮質，海馬および扁桃体への投射である。

文献

Schatzberg AF, Nemeroff CB. *Textbook of psychopharmacology*, fourth edition. Washington, DC: American Psychiatric Publishing, Inc.; 2009. (Chapter 48)

Stahl SM. *Stahl's essential psychopharmacology*, third edition. New York, NY: Cambridge University Press; 2008. (Chapter 18)

Woolf NJ, Butcher LL. Cholinergic systems mediate action from movement to higher consciousness. *Behav Brain Res* 2011; 221(2): 488-98.

Q 9-3

アルツハイマー病ではないかと心配して，娘が72歳の母親を診療予約して連れてきた。母親自身は何も悪いところはないと感じているが，娘は最近，母親が何か憂鬱そうで忘れっぽいように思えるという。アルツハイマー病の進行中において，次の症状は通常，どの順番で出現するか？

A　気分の変化，行動症状，認知障害
B　行動症状，運動症状，機能的独立性の低下
C　気分の変化，認知障害，機能的独立性の低下
D　行動症状，気分の変化，運動症状

❖ Q 9-3の答え

正解はC。

選択肢		同僚たちの解答
A	気分の変化,行動症状,認知障害	5%
B	行動症状,運動症状,機能的独立性の低下	5%
C	**気分の変化,認知障害,機能的独立性の低下**	**86%**
D	行動症状,気分の変化,運動症状	5%

A,B,D 不正解。

C 正解。アルツハイマー病の症状発生のパターンは通常,以下のとおりである。気分の変化(しばしば悲しみよりもアパシーとして現れ,抗うつ薬には抵抗性であるが,コリンエステラーゼ阻害薬に反応する可能性がある),認知障害(認知症の進行を示す徴候ではなく,うつ病エピソードの一部と考えられることがある),機能的独立性の低下(この時点で臨床的にアルツハイマー病と診断されることがある),行動および運動症状(主な管理上の問題となることがある)。

文献

Schatzberg AF, Nemeroff CB. *Textbook of psychopharmacology*, fourth edition. Washington, DC: American Psychiatric Publishing, Inc.; 2009. (Chapter 48)

Stahl SM. *Stahl's essential psychopharmacology*, third edition. New York, NY: Cambridge University Press; 2008. (Chapter 18)

Q 9-4

68歳の患者。アルツハイマー病と早期診断され，認知機能の改善を期待して，コリンエステラーゼ阻害薬が処方された。この患者は40年以上のチェーンスモーカーで，禁煙することを拒否している。彼の喫煙習慣を考慮すると，次のうち，この患者に**適切ではない**薬物はどれか？

A　ドネペジル
B　ガランタミン
C　リバスチグミン
D　これらの薬物はどれも喫煙患者に処方すべきではない。
E　これらの薬物は喫煙患者に禁忌ではない。

❖ Q 9-4の答え

正解はE。

選択肢	同僚たちの解答
A ドネペジル	10%
B ガランタミン	9%
C リバスチグミン	17%
D これらのどの薬物も喫煙患者に処方すべきではない	13%
E これらの薬物は喫煙患者に禁忌ではない	**51%**

E 正解。第1選択の治療として，どのコリンエステラーゼ阻害薬も選択可能である。喫煙患者に特別に禁忌な薬物は今のところ文献上みられない。

A 不正解。ドネペジルは可逆的で作用持続時間の長い選択的アセチルコリンエステラーゼ acetylcholinesterase(AChE)阻害薬であり，この患者に対してよい選択であるかもしれない。主として一過性の消化器系副作用を生じる。

B 不正解。ガランタミンは二重の作用機序をもつ。すなわち，AChE阻害と，ニコチン性コリン受容の正のアロステリック調節 positive allosteric modulationである。これはこの患者に対してよい選択であるかもしれない。

C 不正解。リバスチグミン*は経口あるいは経皮製剤経由で送達されるが，ドネペジルと同様の安全性と効果をもつ。経口製剤は，その薬物動態的特徴や，末梢でのAChEとブチリルコリンエステラーゼ butyrylcholinesteraseの両方の阻害作用をもつため，ドネペジルよりも消化器系副作用がより多く生じるかもしれない。

D 不正解。

文献

Stahl SM. *Stahl's essential psychopharmacology*, third edition. New York, NY: Cambridge University Press; 2008. (Chapter 18)

Stahl SM. *Stahl's essential psychopharmacology, the prescriber's guide*, fourth edition. New York, NY: Cambridge University Press; 2011. (Dementia medication chapters)

＊訳注：日本ではリバスチグミンは経皮製剤である貼付剤のみの発売である。

Q 9-5

ジョンは73歳の中期のアルツハイマー病の患者である。認知機能を改善するため，約8か月間，ドネペジル 10 mg/日を服用している。彼の妻はここ1か月で効果が喪失してきていると気づき始めており，今日は新たな行動方針を決めるために診察を受けに来た。その結果，ドネペジルをメマンチン 5 mg/日で増強することが決まった。次のうち，アルツハイマー病の治療に有用なメマンチンの特性はどれか？

A　セロトニン3アンタゴニスト作用
B　σアンタゴニスト作用
C　フェンシクリジン(PCP)結合部位におけるNMDAアンタゴニスト作用
D　マグネシウム結合部位におけるNMDAアンタゴニスト作用

❖ Q 9-5の答え
正解はD。

選択肢		同僚たちの解答
A	セロトニン3アンタゴニスト作用	4%
B	σアンタゴニスト作用	2%
C	PCP結合部位におけるNMDAアンタゴニスト作用	0%
D	**マグネシウム結合部位におけるNMDAアンタゴニスト作用**	**94%**

A, B 不正解。メマンチンは弱いセロトニン3アンタゴニスト特性とσアンタゴニスト特性をもっているが，現時点では，これらの特性がアルツハイマー病の治療に有益であるかは不明である。

C 不正解。メマンチンはNMDAアンタゴニストであるが，PCP結合部位には結合しない。

D 正解。メマンチンはマグネシウム結合部位に結合するNMDAアンタゴニストである。非競合的の開口チャネルNMDA受容体アンタゴニスト(すなわち，低度から中等度親和性，電位依存性，急速阻害/非阻害動態)として働く。グルタミン酸の相動性 phasic群発が生じるとメマンチンは急速に可逆性になるが，グルタミン酸の持続性 tonic遊離による負の下行性効果の発現を阻害できる。すなわち，過剰なグルタミン酸による静止期のグルタミン酸神経細胞の生理的活性の阻害を阻止することで，記憶を改善すると理論的には考えられている。

文献

Kotermanski SE, Johnson JW. Mg^{2+} imparts NMDA receptor subtype selectivity to the Alzheimer's drug memantine. *J Neurosci* 2009; 29(9): 2774-9.

Schatzberg AF, Nemeroff CB. *Textbook of psychopharmacology*, fourth edition. Washington, DC: American Psychiatric Publishing, Inc.; 2009. (Chapter 57)

Stahl SM. *Stahl's essential psychopharmacology, the prescriber's guide*, fourth edition. New York, NY: Cambridge University Press; 2011. (Dementia medication chapters)

Q 9-6

アルツハイマー病早期発症の59歳の患者。現在はアルツハイマー病の中期ないし後期にあり，この1年半リバスチグミン 6 mgの1日2回投与で維持されてきた。簡単な計算ができなくなってきたり，日時がわからなくなったりすることが増えたことから，彼の妹は薬物の効果が少しずつ減弱してきていることに最近気づいた。彼女は「天然の」治療薬の追加を求めたため，葉酸〔L-メチル葉酸 L-methylfolate（MTHF）7.5 mg，ビタミンの葉酸の主な活性型〕で増強することにした。次のうち，どのMTHFの生化学的作用がアルツハイマー病における有効性に関与していると考えられるか？

A アセチルコリン（ACh）前駆体の脱リン酸化を補助する。
B タウのリン酸化を亢進する。
C ホモシステイン代謝の下流でメチル化反応の際に利用され，ホモシステインをS-アデニルメチオニンに転換することで，ホモシステイン値を低下させる。

❖ Q 9-6の答え

正解はC。

選択肢	同僚たちの解答
A ACh前駆体の脱リン酸化を補助する	20%
B タウのリン酸化を亢進する	5%
C ホモシステイン代謝の下流でメチル化反応の際に利用され,ホモシステインをS-アデニルメチオニンに転換することで,ホモシステイン値を低下させる	74%

MTHFは大うつ病の治療の増強薬として使用することができる。しかし,その生化学的作用はアルツハイマー病の治療でも同様に有益かもしれない。

A, B 不正解。MTHFはACh前駆体のメチル化を促進して,AChの合成に関与する。さらに,さまざまな脱リン酸化酵素のメチル化を促進して,タウのリン酸化を抑制する重要な酵素の調節にも関与する(低濃度のMTHFはタウのリン酸化を亢進することで,神経原線維の変化を亢進すると考えられている)。

C 正解。MTHFは,ホモシステイン代謝の下流でメチル化反応の際に利用され,ホモシステインをS-アデニルメチオニンに変換する作用をもつ重要なホモシステイン調節物質である。血漿ホモシステイン高値は,特に血漿葉酸値の低い人において,アルツハイマー病発症の独立危険因子として立証されている。アルツハイマー病患者は血漿葉酸値およびMTHF値が低いかもしれない。

文献

Popp J, Lewszuk P, Linnebank M et al. Homocysteine metabolism and cerebrospinal fluid markers for Alzheimer's disease. *J Alzheimers Dis* 2009; 18(4): 819-28.
Schatzberg AF, Nemeroff CB. *Textbook of psychopharmacology*, fourth edition. Washington, DC: American Psychiatric Publishing, Inc.; 2009. (Chapters 62, 65)
Stahl SM. *Stahl's essential psychopharmacology, the prescriber's guide*, fourth edition. New York, NY: Cambridge University Press; 2011. (Dementia medication chapters)

Q 9-7

ルースはコリンエステラーゼ阻害薬を服用中の71歳の認知症患者である。介護している2人の娘に対して，過度の激越や攻撃性などの精神症状を示している。次のうち，これらの症状を緩和するために最初に投与すべき治療薬はどれか？

A citalopram 20 mg/日
B ガランタミン 8 mg/1日2回
C リスペリドン 0.5 mg/日
D セレギリン 8 mg/日

文献

Ballard C, Corbett A, Chitramohan R, Aarsland D. Management of agitation and aggression associated with Alzheimer's disease: controversies and possible solutions. *Curr Opin Psychiatry* 2009; 22(6): 532-40.

Ballard C, Creese B, Corbett A, Aarsland D. Atypical antipsychotics for the treatment of behavioral and psychological symptoms in dementia, with a particular focus on longer term outcomes and mortality. *Expert Opin Drug Saf* 2011; 10(1): 35-43.

❖ Q 9-7の答え

正解はA。

選択肢		同僚たちの解答
A	citalopram 20 mg/日	46%
B	ガランタミン 8 mg/1日2回	4%
C	リスペリドン 0.5 mg/日	48%
D	セレギリン 8 mg/日	2%

認知症の患者は通常,認知障害だけでなく,行動および情動症状を経験することがある。特に,認知症における激越と攻撃性の治療については議論が分かれるであろう。可能であれば,激越の可逆的な促進要因への対処を最初に試みるべきである。この可逆的な促進要因には,たとえば,痛み,ニコチン離脱,薬物の副作用,診断されていない内科的あるいは神経学的疾患,刺激的な環境などがある。

A 正解。認知症における激越と攻撃性の第1選択治療は,通常選択的セロトニン再取り込み阻害薬(SSRI)/セロトニン・ノルエピネフリン再取り込み阻害薬(SNRI)療法である。非定型抗精神病薬は高齢者における心血管イベントの発症率や死亡率を上昇させるため,現在では,SSRI/SNRI療法が主流となりつつある。
B 不正解。薬物療法を開始するときには,コリンエステラーゼ阻害薬がしばしば第1選択と考えられる。症状が出現してから使用するよりも,予防のほうが有効かもしれない。また,この患者はすでにコリンエステラーゼ阻害薬の1つを服用している。
C 不正解。高齢の認知症患者における抗精神病薬の使用は,脳血管イベントや死亡リスクの上昇についてブラックボックス警告 black box warningがなされている。したがって,これは最善の選択ではなく,通常,第1選択としては使用してはならない。しかし,非定型抗精神病薬を投与しなければならないときには,低用量のリスペリドンがよく用いられている。
D 不正解。非定型抗精神病薬の使用に傾いてしまうのを回避するための第2選択薬には,β阻害薬,バルプロ酸,ガバペンチン,プレガバリン,セレギリンなどがある。

文献は前ページ。

Q 9-8

サムは65歳の患者で，今日，相談をするために診察室に現れた。彼は昔大好きなことの1つであったゴルフにすっかり興味がなくなってしまったことを自覚している。また，見た目にもスイングがますます難しくなっていくことに，がっかりしている。さらに，最近，教会の礼拝中にいつも自分が好んで座っている席に他の教区員が座るとイライラし，暴言を吐くことさえあることに気づいている。これらの情報を考慮して，次のうち，サムの症状を最も適切に記述したものはどれであろうか？

A　アルツハイマー病の早期で，主に気分の変化が起こっている。
B　抑うつ-実行機能障害　depression-executive dysfunction
C　健忘性軽度認知障害
D　自然な加齢/高齢者の心的症状

❖ Q 9-8の答え

正解はB。

選択肢	同僚たちの解答
A アルツハイマー病の早期で，主に気分の変化が起こっている	38%
B 抑うつ-実行機能障害	**57%**
C 健忘性軽度認知障害	1%
D 自然な加齢/高齢者の心的症状	4%

A 不正解。アルツハイマー病の早期の時点では，抑うつ-実行機能障害との鑑別診断が難しく，認知障害はさほど明らかでない。しかし，彼は自分の症状をよく自覚しており，これはアルツハイマー病に当てはまらないことが多い。

B 正解。晩発性のうつ病は，実行機能に関連する前頭前皮質の皮質-線条体-視床-皮質回路の機能障害によるかもしれない。これは，抑うつ-実行機能障害と呼ばれることがあり，精神運動抑制，活動に対する興味の減退，内省の障害，著明な行動障害を特徴としている。うつ病エピソードは高齢者の認知症と多くの場合混同されやすい。

C 不正解。健忘性の軽度認知障害は，認知症の機能的エビデンスがない同年代の人々と比べたとき，記憶以外の領域では正常の認知機能(失語，失行，失認，実行機能障害がない)をもつ場合の記憶障害と定義される。この患者は失行と激越の症状があるので，これは正しい診断ではない可能性がある。

D 不正解。自然な加齢では，この患者にみられるような激越や攻撃性を示す可能性はないであろう。

文献

Alexopoulos GS, Kiosses DN, Heo M, Murphy CF, Shanmugham B, Gunning-Dixon F. Executive dysfunction and the course of geriatric depression. *Biol Psychiatry* 2005; 58(3): 204-10.

Schatzberg AF, Nemeroff CB. *Textbook of psychopharmacology*, fourth edition. Washington, DC: American Psychiatric Publishing, Inc.; 2009. (Chapter 48)

Stahl SM. *Stahl's essential psychopharmacology*, third edition. New York, NY: Cambridge University Press; 2008. (Chapter 18)

Q 9-9

79歳の男性。妻と一緒に診察を受けに来た。彼は現在，不活発にみえる。妻は，彼に慢性腎不全，軽度の肝硬変，不整脈など多くの病歴があり，さらに最近，家庭医から中等度のアルツハイマー病と診断されたことを教えてくれた。次のアルツハイマー病の治療薬のうち，この患者が服用している場合，中止すべき薬物はどれか？

A　ドネペジル
B　リバスチグミン
C　メマンチン
D　ガランタミン

❖ Q 9-9の答え

正解はD。

選択肢		同僚たちの解答
A	ドネペジル	16%
B	リバスチグミン	23%
C	メマンチン	20%
D	**ガランタミン**	**41%**

A 不正解。コリンエステラーゼ阻害薬であるドネペジルは，腎障害や肝障害についてはその影響についてわずかなデータしか収集されていないものの，アルツハイマー病の治療を助けるためにこの患者に投与することができるかもしれない。また，心疾患患者には失神発作の報告があるので，注意深く使用しなければならない。

B 不正解。コリンエステラーゼ阻害薬であるリバスチグミンは，腎障害や肝障害の患者において用量調節が必要ないため，この患者に有用であるかのようにみえる。失神発作の可能性があるので，心疾患患者には注意が必要である。

C 不正解。NMDA受容体アンタゴニストであるメマンチンは，この患者で診断されているような中等度から重度の認知症治療に適応があるので，この患者で使用できるかもしれない。しかし，薬物の表示部分には重度の腎障害患者に対する減量指示があるので，最善の選択ではないかもしれない。肝障害や心疾患の患者には問題がないかもしれない。

D 正解。選択肢のなかで最も中止すべきと考えられる薬物はガランタミンであろう。腎障害や肝障害の患者には「使用しない」ことが推奨されており，心障害の患者に使用する際の注意警告がある。さらに，コリンエステラーゼ阻害薬であるガランタミンは，中等度の重症例よりも，早期のアルツハイマー病に対する第1選択薬の1つとしてしばしば処方される。

文献

Schatzberg AF, Nemeroff CB. *Textbook of psychopharmacology*, fourth edition. Washington, DC: American Psychiatric Publishing, Inc.; 2009. (Chapter 48)
Stahl SM. *Stahl's essential psychopharmacology*, third edition. New York, NY: Cambridge University Press; 2008. (Chapter 18)

Q 9-10

ゲアリーは72歳の男性で，重度の記憶障害と認知障害がある。彼は67歳のときアルツハイマー病と診断された。無症状の63歳の時点では，彼の脳画像にどのようなことが認められていた可能性があるか？

A　βアミロイドの沈着はない。
B　βアミロイドの沈着がある程度ある。
C　βアミロイドの沈着が多い。

❖ Q 9-10の答え
正解はB。

選択肢	同僚たちの解答
A　βアミロイドの沈着はない	15%
B　βアミロイドの沈着がある程度ある	**65%**
C　βアミロイドの沈着が多い	20%

アルツハイマー病は進行性の記憶障害と認知障害を特徴とする神経変性疾患である。アルツハイマー病患者の脳には, βアミロイドタンパク質が細胞外蓄積した斑plaqueと, タウからなる神経原線維変化の細胞内集積がある。

また, アルツハイマー病患者の脳では, 海馬と皮質の両方で広範な神経細胞の喪失がみられる。この神経細胞の喪失は, βアミロイドタンパク質の神経毒性が少なくとも部分的に関与していると仮説上は考えられている。

B 正解。アルツハイマー病の長い前段階では, ある種のβアミロイド病理があるかもしれないという報告もある。この期間, その患者は無症状であるか, 軽度認知障害の徴候を示している。

A, C 不正解。

文献
Gouras GK, Tampellini D, Takahashi RH, Capetillo-Zarate E. Intraneuronal beta-amyloid accumulation and synapse pathology in Alzheimer's disease. *Acta Neuropathol* 2010; 119(5): 523-41.
Schatzberg AF, Nemeroff CB. *Textbook of psychopharmacology*, fourth edition. Washington, DC: American Psychiatric Publishing, Inc.; 2009. (Chapter 48)
Stahl SM. *Stahl's essential psychopharmacology*, third edition. New York, NY: Cambridge University Press; 2008. (Chapter 18)

Q 9-11

65歳の女性は，夫がアルツハイマー病を示唆するような症状を示しているのではと心配している。彼女はひどく心配し，確定診断を求めている。現時点におけるアルツハイマー病の早期発見と鑑別診断のためのバイオマーカーの適応について，次のうち，正しいのはどれか？

A 現時点では，認知症の進行を予測できるバイオマーカーは同定されていない。
B 現時点ではアルツハイマー病のバイオマーカーの使用は，研究目的においてのみ推奨されている。
C アルツハイマー病のバイオマーカーの使用は，臨床応用のために推奨され始めている。

文献

Cummings JL. Biomarkers in Alzheimer's disease drug development. *Alzheimer's and Dementia* 2011; 7: e13-44.

McKhann GM, Knopman DS, Chertkow H et al. The diagnosis of dementia due to Alzheimer's disease: recommendations from the National Institute on Aging-Alzheimer's Association workgroups on diagnostic guidelines for Alzheimer's disease. *Alzheimer's and Dementia* 2011; 7: 263-9.

Sperling RA, Aisen PS, Beckett LA et al. Toward defining the preclinical stages of Alzheimer's disease: recommendations from the National Institute on Aging-Alzheimer's Association workgroups on diagnostic guidelines for Alzheimer's disease. *Alzheimer's and Dementia* 2011; 7: 280-92.

❖ Q 9-11の答え

正解はB。

選択肢	同僚たちの解答
A 現時点では認知症の進行を予測できるバイオマーカーは同定されていない	23%
B 現時点ではアルツハイマー病のバイオマーカーの使用は，研究目的においてのみ推奨されている	56%
C アルツハイマー病のバイオマーカーの使用は，臨床応用のために推奨され始めている	22%

ここ10年間で，*in vivo*におけるアルツハイマー病の病理の発見では多くの進歩があった。アルツハイマー病のバイオマーカーには，脳脊髄液中のβアミロイドとタウ，脳萎縮の磁気共鳴画像 magnetic resonance imaging(MRI)，特殊なトレーサーと陽子線放射断層撮影 positron emission tomography(PET)の組み合わせによるβアミロイドとブドウ糖代謝の可視化などがある。これらのバイオマーカーを用いることで，無症状段階および軽度認知障害から本格的な認知症に進行する可能性がある患者を予測してきた。

B　正解。国立老化研究所 National Institute on Agingとアルツハイマー病協会 Alzheimer's Associationのワークグループは，最近，アルツハイマー病の早期発見と鑑別診断のためのバイオマーカーの使用に関する診断ガイドラインの改訂版を発表した。現時点では，アルツハイマー病のバイオマーカーの使用は，研究と臨床試験のために推奨されているものの，近い将来これらのバイオマーカーの臨床的に役立つようになることが大いに期待されている。

A，C　不正解。

章全体の平均正答率

第9章の平均正答率は66％であった。

文献は前ページ。

10 物質使用障害とその治療

Q 10-1

16歳の息子が，高校の大事な競技会において100 m走で優勝して大喜びした。この「自然な高揚感 natural high」は，中脳辺縁系経路および次のどの脳部位におけるドーパミン遊離の誘発に最も関連している可能性があるか？

A 視床下部
B 扁桃体
C 海馬
D 小脳
E 運動皮質

❖ Q 10-1の答え

正解はB。

選択肢	同僚たちの解答
A 視床下部	10%
B 扁桃体	**74%**
C 海馬	11%
D 小脳	1%
E 運動皮質	3%

A，C，D，E 不正解。
B 正解。競技や知的達成などの活動から，脳は「自然な高揚感」を感じることができる。これは，ドーパミン作動性神経細胞が中脳辺縁系経路においてドーパミンを遊離するときに生じる。この経路は脳の「快楽中枢 pleasure center」として知られている。また，反応性の報酬系の重要な構成部分である扁桃体でも遊離される。この報酬系は楽しい活動に関連する報酬反応を条件付ける。

文献

Schatzberg AF, Nemeroff CB. *Textbook of psychopharmacology*, fourth edition. Washington, DC: American Psychiatric Publishing, Inc.; 2009. (Chapter 49)

Stahl SM. *Stahl's essential psychopharmacology*, third edition. New York, NY: Cambridge University Press; 2008. (Chapter 19)

Q 10-2

義母は禁煙しようとしているが、タバコに火をつけた。彼女は吸いたいという「衝動」を感じないといっていたが、いつも「いいじゃないの」とか「1本だけ」といった言い訳をしている。次のうち、どの脳部位の低活性性によって、このような衝動が抑制できなくなっていると考えられるか？

A 眼窩前頭皮質
B 背外側前頭前皮質
C 腹内側前頭前皮質

❖ Q 10-2の答え

正解はB。

選択肢		同僚たちの解答
A	眼窩前頭皮質	30%
B	**背外側前頭前皮質**	**51%**
C	腹内側前頭前皮質	19%

A 不正解。眼窩前頭皮質は衝動制御に関連し，喫煙衝動にかられているときには過度に活性化しているであろう。

B 正解。背外側前頭前皮質は認知の柔軟性に関連し，活性が低下すると喫煙衝動を抑制できなくなる。

C 不正解。腹内側前頭前皮質は，何をすべきかを最終決定するために，眼窩前頭皮質と背外側前頭前皮質からの情報を統合しているであろう。

文献

Schatzberg AF, Nemeroff CB. *Textbook of psychopharmacology*, fourth edition. Washington, DC: American Psychiatric Publishing, Inc.; 2009. (Chapter 49)

Stahl SM. *Stahl's essential psychopharmacology*, third edition. New York, NY: Cambridge University Press; 2008. (Chapter 19)

Q 10-3

ジョディは21歳の高校卒業者で，気分と注意の症状が数多く認められる新規患者である。彼女はずいぶん難しいケースであったが，何週間にも及ぶきわめて綿密な検査の結果，物質乱用と注意欠如・多動性障害 attention deficit hyperactivity disorder(ADHD)を併存する双極Ⅱ型障害という診断に至った。これらの疾患に対する治療の優先順位として好ましいものはどれか？

A　双極性障害，ADHD，物質乱用，ニコチン依存
B　物質乱用，双極性障害，ADHD，ニコチン依存
C　物質乱用，双極性障害，ニコチン依存，ADHD
D　ADHD，双極性障害，物質乱用，ニコチン依存

❖ Q 10-3の答え

正解はB。

選択肢		同僚たちの解答
A	双極性障害，ADHD，物質乱用，ニコチン依存	14%
B	**物質乱用，双極性障害，ADHD，ニコチン依存**	**79%**
C	物質乱用，双極性障害，ニコチン依存，ADHD	5%
D	ADHD，双極性障害，物質乱用，ニコチン依存	2%

A，D 不正解。現在進行中の気分障害(双極性障害)や物質乱用は，他の障害の治療を妨げることがあるので，これらの問題を注意障害の前に対処しておく必要があるであろう。

B 正解。重度の物質乱用は一般に気分障害よりも治療の妨げになりやすいので，どのような重症度の物質乱用であれ，最優先で対処することが推奨されている。ニコチン依存は一般にその他の障害よりも治療の妨げになることが少ないと考えられている。

C 不正解。

上記のことは治療の一般的なガイドラインに書かれている順序であるが，どのような患者であれ，症状の優先順位をつける前に，それぞれの障害によって生じている機能障害の程度を注意深く検査しなければならない。

文献

Schatzberg AF, Nemeroff CB. *Textbook of psychopharmacology*, fourth edition. Washington, DC: American Psychiatric Publishing, Inc.; 2009. (Chapter 58)

Stahl SM. *Stahl's essential psychopharmacology*, third edition. New York, NY: Cambridge University Press; 2008. (Chapter 19)

Stahl SM. *Stahl's essential psychopharmacology, the prescriber's guide*, fourth edition. New York, NY: Cambridge University Press; 2011. (SUD medication chapters)

Q 10-4

15歳の高校生。万引きで数回捕まっている。彼は女性用下着や哺乳瓶など自分でたいして使わないようなものを盗む。現在の仮説によると、彼がショッピングモールにいるときに、何が起こっていると最も考えられるか？

A 扁桃体は腹側被蓋野にドーパミン遊離シグナルを伝達し、最初にモールに入ったときに、予測報酬が与えられる。
B 側坐核でドーパミンが遊離され、最初にモールに入ったときに、予測報酬が与えられる。
C 扁桃体は腹側被蓋野にドーパミン遊離シグナルを伝達し、盗みの衝動を商品探索行動に転換する。
D 側坐核でドーパミンが遊離され、盗みの衝動を商品探索行動に転換する。

❖ Q 10-4の答え

正解はA。

選択肢		同僚たちの解答
A	扁桃体は腹側被蓋野にドーパミン遊離シグナルを伝達し，最初にモールに入ったときに，予測報酬が与えられる	58%
B	側坐核でドーパミンが遊離され，最初にモールに入ったときに，予測報酬が与えられる	27%
C	扁桃体は腹側被蓋野にドーパミン遊離シグナルを伝達し，盗みの衝動を商品探索行動に転換する	10%
D	側坐核でドーパミンが遊離され，盗みの衝動を商品探索行動に転換する	6%

報酬回路は理論的には衝動制御と短期および長期報酬にかかわっている。

A 正解。報酬回路の一部は，扁桃体から腹側被蓋野にドーパミンを遊離し，報酬と関係して学習した活動に直面すると，予測反応を生じさせることができる。

B，C，D 不正解。この報酬回路のその他の部分は，報酬の目的指向性行動への変換に強く関連している。すなわち，側坐核から腹側淡蒼球に至るGABA作動性神経細胞は視床にいたり，前頭前皮質に戻る。この前頭前皮質は行動が通常開始される部位と考えられている。

文献

Schatzberg AF, Nemeroff CB. *Textbook of psychopharmacology*, fourth edition. Washington, DC: American Psychiatric Publishing, Inc.; 2009. (Chapter 58)

Stahl SM. *Stahl's essential psychopharmacology*, third edition. New York, NY: Cambridge University Press; 2008. (Chapter 19)

Q 10-5

53歳の郵便局員は25年間喫煙していた。12週間の薬物療法の後、ニコチンへの渇望はなくなったと述べた。さらに12週間の薬物療法の介入の後も、タバコを1本も吸っていなかった。次のうち、この患者に対してかけるべき言葉はどれか？

A　おめでとう！　あなたの脳はニコチン報酬との関連を克服しましたよ。
B　順調です！　あなたの脳はニコチン報酬に対する分子記憶を変更することに成功しました。そのため、今では再発するリスクがきわめて低くなりましたよ。
C　順調です！　あなたの脳はニコチン報酬との関連を克服しましたが、「反動 snapping back」はずっと注意しておきましょうね。
D　ここまでよくやり遂げましたね！　ニコチンへの渇望を克服したように感じているかもしれませんが、ずっと身につけておくように、この新しい学習をいつも「練習」しなければなりませんよ。

❖ Q 10-5の答え

正解はD。

選択肢		同僚たちの解答
A	おめでとう！ あなたの脳はニコチン報酬との関連を克服しましたよ	0%
B	順調です！ あなたの脳はニコチン報酬に対する分子記憶を変更することに成功しました。そのため，今では再発するリスクがきわめて低くなりましたよ	6%
C	順調です！ あなたの脳はニコチン報酬との関連を克服しましたが，「反動」はずっと注意しておきましょうね	25%
D	ここまでよくやり遂げましたね！ ニコチンへの渇望を克服したように感じているかもしれませんが，ずっと身につけておくように，この新しい学習をいつも「練習」しなければなりませんよ	68%

- **A，B，C** 不正解。嗜癖の治療でよく行われている4〜12週間の治療では，ニコチン嗜癖の報酬回路における分子変化を逆転するにはとうてい及ばない。
  実際，再発リスクを低下させるほどの持続的な離脱に至るためには，1年以上の治療が必要であることは，至極当然であろう。
- **D** 正解。この患者はニコチン嗜癖から完全には回復していないので，引き続き意識し続けなければならない。

実際，脳はニコチン嗜癖からまったく「回復」しておらず，ニコチン報酬に関連する「分子記憶」は，どの新しい学習よりも強く，一生忘れられないであろう。したがって，喫煙に関連する新しい学習と行動は，慢性的に強化されなければならないであろう。

文献

Stahl SM. *Stahl's essential psychopharmacology*, third edition. New York, NY: Cambridge University Press; 2008. (Chapter 19)

Q 10-6

37歳の弁護士。ほぼ1年間，神経症性うつ病に対してphenelzine 60 mg/日で安定している。彼女は現在，禁煙のための薬物療法を求めている。次のうち，この患者に推奨すべき治療法はどれか？

A　bupropionを3日かけて300 mg/日まで漸増し，1〜2週間後に禁煙
B　bupropionを2週間かけて400 mg/日まで漸増し，同時に喫煙量を漸減
C　バレニクリンを4日かけて2 mg/日まで漸増し，1〜2週間後に禁煙
D　バレニクリンを2週間かけて4 mg/日まで漸増し，同時に喫煙量を漸減

❖ Q 10-6の答え

正解はC。

選択肢		同僚たちの解答
A	bupropionを3日かけて300 mg/日まで漸増し，1〜2週間後に禁煙	19%
B	bupropionを2週間かけて400 mg/日まで漸増し，同時に喫煙量を漸減	11%
C	**バレニクリンを4日かけて2 mg/日まで漸増し，1〜2週間後に禁煙**	**52%**
D	バレニクリンを2週間かけて4 mg/日まで漸増し，同時に喫煙量を漸減	17%

A，B 不正解。bupropionはモノアミン酸化酵素阻害薬との併用は禁忌であり，phenelzineを服用しているこの患者には推奨されるべきでない。

これ以外でbupropionを使用できる場合，少なくとも3日間は150 mg/日で維持し，その後，150 mgを1日2回投与することが適切であり，1〜2週後に禁煙する。

C 正解。バレニクリンはこの患者に最適である。初日は0.5 mg/日を投与し，3日目に1 mg/日の2分割投与まで増量し，4日目に2 mg/日の2分割投与まで増量することが推奨されており，1〜2週後に禁煙する。

D 不正解。これはバレニクリンの投与計画としては適切でない。

文献

Schatzberg AF, Nemeroff CB. *Textbook of psychopharmacology*, fourth edition. Washington, DC: American Psychiatric Publishing, Inc.; 2009. (Chapter 58)
Stahl SM. *Stahl's essential psychopharmacology*, third edition. New York, NY: Cambridge University Press; 2008. (Chapter 19)
Stahl SM. *Stahl's essential psychopharmacology, the prescriber's guide*, fourth edition. New York, NY: Cambridge University Press; 2011. (SUD medication chapters)

Q 10-7

28歳の画家。重篤な飲酒問題で診察に来て，薬物療法が必要であるとあなたは断言した。naltrexoneを勧めたとき，好奇心の強い芸術家はその作用機序を知りたがった。これに対する説明の一部として次のうち，適切なものはどれか？

A naltrexoneはμオピオイド受容体を阻害することで，ふつう経験している大量飲酒による多幸感を減弱する。

B naltrexoneは代謝調節型グルタミン酸受容体 metabotropic glutamate receptor (mGluR)を阻害することで，ふつう経験している大量飲酒による多幸感を減弱する。

C naltrexoneはμオピオイド受容体を刺激することで，ふつう経験している大量飲酒による多幸感を減弱する。

D naltrexoneはmGluRを刺激することで，ふつう経験している大量飲酒による多幸感を減弱する。

❖ Q 10-7の答え

正解はA。

選択肢		同僚たちの解答
A	naltrexoneは μ オピオイド受容体を阻害することで，ふつう経験している大量飲酒による多幸感を減弱する	92%
B	naltrexoneはmGluRを阻害することで，ふつう経験している大量飲酒による多幸感を減弱する	5%
C	naltrexoneは μ オピオイド受容体を刺激することで，ふつう経験している大量飲酒による多幸感を減弱する	2%
D	naltrexoneはmGluRを刺激することで，ふつう経験している大量飲酒による多幸感を減弱する	1%

A 正解。μ オピオイド受容体の阻害は，大量飲酒行動をしたいという渇望を減弱させるであろう。これが報酬の減弱に関係する。

B，D 不正解。naltrexoneは μ オピオイド受容体アンタゴニストである。μ オピオイド受容体は，オピエート乱用における作用と同様に，大量飲酒によって感じる「ハイな気分」すなわち，多幸感に関連すると考えられている。

C 不正解。naltrexoneの効果発現の機序は μ オピオイド受容体の阻害である可能性が高い。

文献

Stahl SM. *Stahl's essential psychopharmacology*, third edition. New York, NY: Cambridge University Press; 2008. (Chapter 19)

10-8

44歳の失業中の男性。進行した狼瘡 lupusがあり，25年間，消耗性のアルコール依存症を患っている。過去に何度も断酒しようとしたが，そのたびに失敗していた。最近彼はある女性と出会い，彼女のために自分の生活スタイルを変えたいと思った。にもかかわらず，彼女と過ごせない日の夕方には，彼は気がつくとなお大酒を飲んでいた。次のうち，この患者に勧めるべき薬物療法はどれか？

A　ナロキソン
B　ジスルフィラム
C　naltrexone
D　アカンプロサート

❖ Q 10-8の答え

正解はC。

選択肢	同僚たちの解答
A　ナロキソン	2%
B　ジスルフィラム	23%
C　naltrexone	46%
D　アカンプロサート	29%

A　不正解。ナロキソンはオピオイド過量服用による影響に対抗するために投与されるが，アルコール依存症に対する治療効果は確立していない。

B　不正解。ジスルフィラムはアルコールを摂取したとき，アセトアルデヒドを蓄積させて不快な経験をさせるために投与される。この薬物は治療選択肢となる可能性はあるが，服薬遵守が問題になろう。

C　正解。naltrexoneは，飲酒による多幸感に関連するμオピオイド受容体を阻害することにより，大量飲酒で経験する報酬を減弱させるために投与される。徐放性 naltrexone(XR-naltrexone)は毎日の服用の必要はなく，月1回の投与で，大量飲酒中の再発経験を防ぐことができる長期的な作用をもつ。

D　不正解。アカンプロサートはアルコールからの離脱効果を減弱するために投与される。治療開始前に患者はより徹底的に断酒しなければならない。この患者はしばしば断酒に失敗しているので，アカンプロサートはこの患者に対して最善の選択とはいえないであろう。

文献

Schatzberg AF, Nemeroff CB. *Textbook of psychopharmacology*, fourth edition. Washington, DC: American Psychiatric Publishing, Inc.; 2009. (Chapter 58)

Stahl SM. *Stahl's essential psychopharmacology*, third edition. New York, NY: Cambridge University Press; 2008. (Chapter 19)

Stahl SM. *Stahl's essential psychopharmacology, the prescriber's guide*, fourth edition. New York, NY: Cambridge University Press; 2011. (SUD medication chapters)

Q 10-9

数年間,受診している39歳の会計士。彼女は処方されているオピエートに10年間にわたって嗜癖していることを最近告白した。彼女はきわめてまともな嗜癖者であるが,離脱効果を避けるためにオピエートを求め続けている。彼女が回復する可能性について,彼女に話すべきことは次のうちどれか?

A　オピオイド受容体を正常な状態に再適応することはできるが,そうするためには,長期間,オピエートの曝露量を減量する必要がある。
B　オピオイド受容体をほぼ正常な状態に再適応することはできるが,そうするためには,これ以上のオピエートの摂取を避けなければならない。
C　オピオイド受容体は重度の嗜癖の後には正常な状態に再適応することはできないが,永続的に薬物療法を行えば,ほぼ完全な機能状態に再編成することはできる。

❖ Q 10-9の答え
正解はA。

選択肢		同僚たちの解答
A	オピオイド受容体を正常な状態に再適応することはできるが,そうするためには,長期間,オピエートの曝露量を減量する必要がある	54%
B	オピオイド受容体をほぼ正常な状態に再適応することはできるが,そうするためには,これ以上のオピエートの摂取を避けなければならない	26%
C	オピオイド受容体は重度の嗜癖の後には正常な状態に再適応することはできないが,永続的に薬物療法を行えば,ほぼ完全な機能状態に再編成することはできる	19%

A 正解。薬物摂取をしばらく中止すると,脳の可塑性によりオピオイド受容体を正常な状態に再適応させることができる。

これに耐えることは難しいと考えられるため,メサドンなどの他のオピエート,あるいはブプレノルフィン(ナロキソンと併用)などのμオピオイド受容体部分アゴニストを投与することにより,解毒過程を助けるかもしれない。

B,C 不正解。

文献
Stahl SM. *Stahl's essential psychopharmacology*, third edition. New York, NY: Cambridge University Press; 2008. (Chapter 19)

Q 10-10

49歳の肥満患者。彼女は20年来の喫煙習慣をやめるための治療を求めて診察を受けに来た。「マリファナアンタゴニスト」であるrimonabantはさまざまな疾患に対して治療的意義をもつ可能性がある。次のうち，喫煙習慣と肥満の両方において，治療効果をもつ可能性があるrimonabantの特性はどれか？

A　カンナビノイドCB_2受容体アンタゴニスト作用
B　カンナビノイドCB_1受容体アンタゴニスト作用
C　カンナビノイドCB_2受容体アゴニスト作用
D　カンナビノイドCB_1受容体アゴニスト作用

❖ Q 10-10の答え

正解はB。

選択肢	同僚たちの解答
A　カンナビノイドCB_2受容体アンタゴニスト作用	20%
B　カンナビノイドCB_1受容体アンタゴニスト作用	**68%**
C　カンナビノイドCB_2受容体アゴニスト作用	9%
D　カンナビノイドCB_1受容体アゴニスト作用	3%

A，C，D　不正解。
B　正解。rimonabantはカンナビノイドCB_1受容体アンタゴニストである。現在，米国では使用できないが，肥満とメタボリック症候群に対して承認されている国もある。
　この薬物は，内在性のアナンダミド anandamideに拮抗し，喫煙，アルコール依存，マリファナ乱用などのさまざまな物質乱用に治療効果をもつ可能性がある。

文献

Stahl SM. *Stahl's essential psychopharmacology*, third edition. New York, NY: Cambridge University Press; 2008. (Chapter 19)

Q 10-11

メアリーは33歳の女性で、アルコール使用障害が認められる。彼女はほとんど毎日、数杯の酒を飲んでおり、最近、2人の子どもを家庭外養護にしてしまった。子どもを取り戻すために彼女は禁酒しようという意欲を示している。以前は独力で禁酒しようとして、急に中止 cold turkeyしたため、結局は重度の離脱症状で救急受診することになってしまった。これらのことを考慮して、治療目標としてリスクを下げた飲酒 reduced-risk drinkingの適切な候補者となるだろうか？

A なる
B ならない

❖ Q 10-11の答え

正解はB。

選択肢	同僚たちの解答
A なる	52%
B ならない	48%

B 正解。治療目標としてのリスクを下げた飲酒には議論が分かれる。禁酒を治療目標にすることに同意しない患者もいる。これらの患者に対しても，飲酒量を減らすための工夫は有益である可能性がある。リスク状態にある飲酒者を含む重症度の低い患者に対しては，リスクを下げた飲酒が適切な目標かもしれない。アルコール使用障害の患者に対して，リスクを下げた飲酒をやり遂げる戦略には，その計画に合意してもらうことも含まれる。可能であれば，目標の選択権を患者に与える。このように生活に影響を及ぼす決断の一部に彼らを関与させることで，結果に対する責任を重くすることができる。リスクを下げた飲酒に対する試験的なガイドラインには，「3つのA」がある。1時間に1杯以上の飲酒を避ける Avoid。決まっている飲酒パターン(特定の人，場所，時間)を避ける Avoid。問題を解決するために飲酒することを避ける Avoid。

リスクを下げた飲酒(禁酒に対応するものとして)の禁忌としては，アルコールにより悪化するような身体疾患の存在，ジスルフィラムあるいはアルコールの摂取が禁忌となる薬物の使用，リスクを下げた飲酒に以前失敗している患者，妊婦，授乳期，重度のアルコール離脱症状の既往などがある。禁酒が必要であるがそれを拒否する患者に対しては，禁酒あるいはリスクを下げた飲酒を試験的に行うことに同意してもらえるよう努力することもある。そのときには，書面での同意が有益である。

A 不正解。この患者には重篤なアルコール離脱症状の既往があるため，リスクを下げた飲酒を治療目標とするのは不適切であろう。

文献

Ambrogne JA. Reduced-risk drinking as a treatment goal: what clinicians need to know. *J Subst Abuse Treatment* 2002; 22(1): 45-53.
Stahl SM. *Stahl's essential psychopharmacology*, third edition. New York, NY: Cambridge University Press; 2008. (Chapter 19)

Q 10-12

26歳の女性。膝手術からの回復期にオピオイドを服用した後，オピオイドの依存症になってしまった。彼女は自分でやめようとしたが，中止したり減量したりすると，悪心，筋肉痛，発汗，下痢，不眠，抑うつが起こる。主治医との相談の結果，治療薬としてブプレノルフィンが適切であると決断された。次のうち，正しいのはどれか？

A 現在使用しているオピオイドを漸減しながら，ブプレノルフィンを開始すべきである。
B ブプレノルフィンを開始する前に，軽度の離脱状態になければならない。
C ブプレノルフィンを開始する前に，離脱を終えていなければならない。

❖ Q 10-12の答え

正解はB。

選択肢		同僚たちの解答
A	現在使用しているオピオイドを漸減しながら,ブプレノルフィンを開始すべきである	38%
B	ブプレノルフィンを開始する前に,軽度の離脱状態にならなければならない	40%
C	ブプレノルフィンを開始する前に,離脱を終えていなければならない	22%

ブプレノルフィンはオピオイド部分アゴニストで,他のオピオイド受容体よりもμオピオイド受容体に対する親和性が高い。したがって,患者がすでに離脱状態にあるとき以外に投与した場合,即座に離脱を引き起こす。しかし,患者がすでに離脱状態にあるのであれば,ブプレノルフィンはこれらの症状を緩和する。流用と経静脈投与の乱用を減らすため,通常,ナロキソンと併用される(表12-1)。

表12-1 患者の治療計画(開始前に軽症の離脱状態であること)

段階	典型的な投与量	受診回数	目標
開始期 (7日)	1日目:ブプレノルフィン 8 mg/ナロキソン 2 mg 2日目:4 mg/1 mg追加,最大16 mg/4 mg 3～7日目:4 mg/1 mg単位で離脱症状が消失するまで増量,最大32 mg/8 mg	初期投与後は少なくとも2時間観察,その後,1週間目に1～2回の受診	離脱症状と不法なオピオイド使用がなくなる最小用量を達成する
安定期 (2か月まで)	通常,8 mg/2 mg～24 mg/6 mg	週1回	離脱症状,副作用,および不法な薬物使用をなくす
維持期 (患者の要求に応じて)	安定期に決定した投与量	2週間に1回,あるいは月1回	離脱計画の医学的管理を希望される場合は,生活スタイルの変化,社会的および倫理的要求に対処する

章全体の平均正答率
第10章の平均正答率は61%であった。

文献

Dodrill CL, Helmer DA, Kosten TR. Prescription pain medication dependence. *Am J Psychiatry* 2011; 168(5): 466-71.

索引

和文

あ

足場の組み立て，シナプス　15-16
アセチルコリン
　記憶　257-258
　錐体外路系副作用　59-60
アトモキセチン　95-96, 237-238
　肝障害患者における用量調節　249-250
　パロキセチンとの相互作用　247-248
アパシー
　関連する脳部位　133-134
　選択的セロトニン再取り込み阻害薬による無関心　113-114
アポトーシス　13-14, 121-122
アマンタジン，遅発性ジスキネジア　75-76
アミトリプチリン，線維筋痛症　199-200
アリピプラゾール　67-68, 129-130, 139-140
アルコール依存症
　naltrexone　289-290
　リスクを下げた飲酒　297-298
アルツハイマー病
　βアミロイドの沈着　273-274
　L-methylfolate　265-266
　喫煙患者の治療　261-262
　症状の順序　259-260
　診断　255-256
　腎不全，禁忌　271-272
　バイオマーカー　275-276
　ホモシステイン濃度　265-266
アロディニア　185-186

い

イオンチャネル
　NMDA受容体の活性化　35-36
　——，膜貫通型　23-24
　——，リガンド依存性　23-24
イオンフロー，活動電位　29-30
痛み
　アロディニア　185-186
　化学熱傷　189-190
　選択的セロトニン再取り込み阻害薬の効果　191-192
　糖尿病性末梢神経障害　195-196
　慢性疼痛　187-188
　一酸化窒素合成酵素(NOS)阻害と性機能障害　85-86
イブプロフェン，リチウム中毒　141-142

え

エスシタロプラム　103-104
エスゾピクロン
　睡眠周期障害　209-210
　全般性不安障害　215-216
エピジェネティックス　33-34

お

オピオイド
　依存，ブプレノルフィン　299-300
　依存からの回復　293-294
　モノアミン酸化酵素阻害薬との併用　205-206
オランザピン　139-140
　喫煙の影響　61-62, 137-138
　高用量投与　51-52
　睡眠作用　211-212

か

外傷後ストレス障害（PTSD）
  関連する脳部位　159-160
  恐怖消去　167-168
  セルトラリンの抗不安作用　161-162
  先制的治療　177-178
  素因ストレス説　17-18
  第1選択薬　157-158
  認知再構成療法　179-180
  物質乱用者の治療　181-182
海馬，外傷後ストレス障害　159-160
海馬容積，脳由来神経栄養因子　153-154
化学熱傷，一次求心性神経細胞　189-190
活動電位，イオンフロー　29-30
カテコール-O-メチルトランスフェラーゼ
  （COMT）遺伝子　101-102
ガバペンチン　129-130
カフェイン，夜勤者の摂取方法　227-228
ガランタミン　261-262, 271-272
肝炎，禁忌　203-204
眼窩前頭皮質
  攻撃性症状　41-42
  躁病症状　123-124
感染症，副作用　141-142
カンナビノイドCB$_1$受容体アンタゴニスト　295-296

き

記憶，関連する脳部位　257-258
喫煙
  rimonabant　295-296
  オランザピンへの影響　61-62, 137-138
  ニコチン依存からの回復　285-286
逆行性神経伝達　21-22
起立性低血圧　55-56
禁煙，薬物療法　287-288

く

クエチアピン
  双極性障害　127-128
  体重増加　135-136
  乳汁分泌の改善　49-50
グリシン，NMDA受容体　35-36
グルタミン酸，NMDA受容体　35-36
グルタミン酸遊離，錐体細胞　91-92
グルタミン酸遊離抑制薬　131-132
クロザピン，副作用　139-140
クロナゼパム，パニック発作　169-170
クロニジン，急速な中止　241-242
クロミプラミン，過量服用　95-96

け・こ

血管運動性症状（VMS）の治療，
  desvenlafaxine　87-88
幻覚　25-26, 61-62

攻撃性，眼窩前頭皮質　41-42
高血圧
  tranylcypromine，高チラミン食　93-94
  クロニジンの急速な中止　241-242
交差増量　69-70, 73-74
抗酸化物質，双極性障害　121-122
抗精神病薬
  Delアレル保因者の反応性　117-118
  体重増加と代謝異常　65-66, 77-78
  治療効果と副作用　47-48
  最も鎮静を起こしにくい薬物　67-68
  薬物の吸収困難　63-64
呼吸困難
  傍小脳脚核　151-152
  憂慮　151-152
コデイン，パロキセチンの影響　155-156
古典的神経伝達　19-20
コリンエステラーゼ阻害薬，アルツハイマー病　261-262

さ

再燃，うつ病　79-80
サーカディアンリズム
  agomelatineによる調節　229-230
  前進した睡眠相の治療　217-218

メラトニン 31-32
夜勤者 225-226

し

軸索結合 9-10
軸索輸送 5-6
シグナル伝達部位，神経細胞 1-2
視交叉上核(SCN) 31-32, 217-218
自殺傾向，扁桃体 81-82
視床下部
　睡眠障害 201-202
　睡眠障害，アパシー，体重増加 133-134
視床下部-下垂体-副腎系，早期の重篤なストレスによる機能変化 173-174
自然な高揚感，ドーパミン遊離 277-278
シナプス，足場の組み立て 15-16
社交不安障害 163-164
シャンデリア神経細胞，軸索結合 9-10
周期性四肢運動障害(PLMD) 221-222
従来型抗精神病薬，治療効果と副作用 47-48
侵害受容性神経活動 189-190
神経科学
　活動電位 29-30
　サーカディアンリズム 31-32
　シグナル伝達部位 1-2
　シナプス，足場の組み立て 15-16
　受容体の輸送様式 5-6
　神経成長因子 21-22
　神経伝達 19-20, 21-22
　神経発生，胎児 11-12
　タンパク質合成部位 3-4
　疼痛緩和 193-194
　認知症 257-258
神経細胞，シグナル伝達 1-2
神経障害性疼痛 185-186
　慢性肝炎併発患者の禁忌 203-204
　ミルナシプランの作用 197-198
神経成長因子(NGF) 21-22
神経伝達 19-20, 21-22, 27-28
　広場恐怖症 175-176

神経発生，胎児 11-12

す

錐体外路系副作用(EPS)，補助薬 59-60
錐体細胞
　グルタミン酸遊離 91-92
　軸索結合 9-10
　神経細胞 7-8
睡眠障害
　エスゾピクロンとセルトラリンの併用 215-216
　エスゾピクロンの作用 209-210
　オランザピンの作用 211-212
　視床下部 133-134, 201-202
　睡眠/覚醒スイッチのリセット 217-218
　トラゾドンの作用 213-214
　日中の眠気，ドーパミン欠乏 207-208
睡眠ポリグラフ検査 221-222
ストレス
　海馬容積の減少 153-154
　視床下部-下垂体-副腎系の機能変化 173-174

せ

性機能障害
　一酸化窒素合成酵素阻害 85-86
　関連しない治療薬 103-104
精神病
　陰性症状の評価 37-38
　攻撃性症状に関連する脳部位 41-42
セルトラリン，抗不安作用 161-162, 215-216
セロトニン1A受容体, buspirone 171-172
セロトニン2Aアンタゴニスト 53-54, 135-136
セロトニン2Cアンタゴニスト，体重増加 57-58, 89-90, 135-136
セロトニン7受容体 111-112
セロトニンアンタゴニスト/再取り込み阻害薬(SARI) 91-92

セロトニン-グルタミン酸相互作用　111-112
セロトニン/ドーパミンアンタゴニスト(SDA)の変更　73-74
セロトニントランスポーター(SERT)遺伝子　165-166
線維筋痛症　183-184, 201-202
　第2選択の単剤療法　199-200
　　プレガバリンの作用機序　193-194
　　ミルナシプランの作用　197-198
選択的セロトニン再取り込み阻害薬(SSRI)
　睡眠薬との併用　215-216
　疼痛緩和作用　191-192
　無関心　113-114
選択的注意の検査　239-240
前頭前皮質
　活動性の亢進　91-92
　記憶　257-258
　錐体細胞　7-8
　ドーパミン欠乏　115-116
前頭基底核, 記憶　257-258
全般性不安障害　149-150
　buspironeの作用機序　171-172
　エスゾピクロンとセルトラリンの併用　215-216
前部帯状皮質, 選択的注意　239-240

そ

素因ストレス説, 外傷後ストレス障害　17-18
双極性障害
　気分安定薬の作用機序　121-122
　――, 急速交代型　129-130
　グルタミン酸遊離抑制薬　131-132
　症状に関連する脳部位　133-134
　躁病症状, モノアミン投射　123-124
　治療薬　127-128
　妊婦の薬物療法　125-126
　臨床経過　119-120
相性/拍動性刺激と緊張性/持続性刺激　235-236
躁病症状, モノアミン投射　123-124

増量スケジュール
　iloperidone　55-56
　ziprasidone　145-146
　バルプロ酸投与下におけるラモトリギン　147-148
　バレニクリン　287-288
側坐核　41-42, 81-82, 133-134, 159-160, 237-238
粗面小胞体, タンパク質合成　3-4

た

胎児, 神経発生　11-12
体重増加
　クエチアピン　135-136
　抗精神病薬　65-66, 77-78
　視床下部　133-134
　セロトニン2Cアンタゴニスト　57-58
　トピラマート　143-144
　ミルタザピン　89-90
脱分極, NMDA受容体　35-36
単極性うつ病
　COMT遺伝子とMTHFR遺伝子　115-116
　desvenlafaxineによる血管運動性症状の治療　87-88
　fluoxetine　107-108
　L-methylfolate　101-102
　tranylcypromineと高チラミン食　93-94
　クロミプラミン, 過量服用　95-96
　抗うつ薬の反応性, Delアレル保因者　117-118
　再燃　79-80
　自殺傾向, 扁桃体　81-82
　症状の原因　83-84
　セロトニンアンタゴニスト/再取り込み阻害薬　91-92
　選択的セロトニン再取り込み阻害薬による無関心　113-114
　テオフィリンとフルボキサミンの併用　97-98
　電気けいれん療法　105-106

脳由来神経栄養因子　109-110
ミルタザピンの副作用，体重増加　89-90
薬物療法の副作用，性機能障害　85-86, 103-104
タンパク質合成部位　3-4

ち

遅発性ジスキネジア　45-46, 75-76
注意欠如・多動性障害（ADHD）
　　lisdexamfetamine　253-254
　　アトモキセチンとパロキセチンの相互作用　247-248
　　アトモキセチンの乱用可能性　237-238
　　クロニジンの急速な中止　241-242
　　小児の大脳皮質の成長　233-234
　　小児の治療　251-252
　　成人患者の症状　245-246
　　選択的注意の検査　239-240
　　注意の持続に関連する脳部位　231-232
　　拍動性刺激と乱用　235-236
　　物質使用障害　243-244
注意の持続，関連する脳部位　231-232
中枢刺激薬
　　注意欠如・多動性障害の小児　251-252
　　ナルコレプシー　223-224
中脳辺縁系経路，ドーパミン遊離　277-278

つ・て

痛覚過敏　185-186

テオフィリン，フルボキサミンとの併用　97-98
デュロキセチン，慢性肝炎，禁忌　203-204
電位依存性カルシウムチャネル（VSCC）
　　グルタミン酸遊離　131-132
　　疼痛緩和　193-194
電位依存性ナトリウムチャネル（VSSC）
　　侵害受容の変換と伝導　187-188
　　——阻害薬　95-96, 131-132

電気けいれん療法（ECT）　105-106

と

統合失調症
　　DISC1タンパク質　43-44
　　iloperidone, 起立性低血圧の予防　55-56
　　オランザピンの高用量投与　51-52
　　喫煙による幻覚の誘発　61-62
　　錐体外路系副作用　59-60
　　青年期患者の治療用量　71-72
　　セロトニン2Aアンタゴニスト作用　53-54
　　遅発性ジスキネジア　45-46
　　認知機能障害　39-40
　　最も鎮静を起こしにくい薬物　67-68
　　薬物の吸収困難　63-64
糖尿病性末梢神経障害　195-196
ドネペジル　75-76, 262, 271-272
ドーパミン2受容体
　　アップレギュレーション　27-28
　　アップレギュレーション，遅発性ジスキネジア　45-46
　　——遺伝子（DRD2）　117-118
ドーパミン欠乏
　　日中の眠気　207-208
　　前頭前皮質　115-116
ドーパミン部分アゴニスト（DPA）への変更　73-74
ドーパミン遊離
　　自然な高揚感　277-278
　　扁桃体　283-284
トピラマート，片頭痛薬，小児の治療用量　143-144
トラゾドン　103-104, 213-214

な・に

ナルコレプシー，中枢刺激薬の効果　223-224

ニコチン，禁断症状からの回復　285-286
乳汁分泌　49-50

認知機能障害
　双極性障害　119-120
　統合失調症　39-40
　ミルナシプランの作用　197-198
　抑うつ-実行機能障害　269-270
認知行動療法(CBT)，外傷後ストレス障害　167-168
認知再構成療法，外傷後ストレス障害　179-180
認知症，citalopram，攻撃性と激越　267-268
認知の柔軟性，背外側前頭前皮質　279-280
妊婦，双極性障害の治療　125-126

ね・の

ネクローシス　13-14
脳由来神経栄養因子(BDNF)　109-110
　慢性的なストレス　153-154

は

バイオマーカー，アルツハイマー病　275-276
背外側前頭前皮質
　注意の持続　231-232
　認知の柔軟性　279-280
廃棄タンパク質の輸送様式　5-6
パニック発作　149-150
　$GABA_A$受容体　163-4
　関連する神経伝達物質　175-176
　クロナゼパム　169-170
パリペリドン　63-64, 67-68
バルプロ酸　121-122
　急速交代型双極性障害　129-130
　グルタミン酸遊離抑制　131-132
　妊婦禁忌　125-126
バレニクリン，禁煙　287-288
パロキセチン
　アトモキセチンとの相互作用　247-248
　外傷後ストレス障害　157-158
　コデインへの影響　155-156

薬物動態　85-86
ハロペリドール　59-60

ひ

ヒスタミン1受容体阻害，体重増加　89-90, 135-136
非ステロイド性抗炎症薬，リチウム　141-142
肥満，rimonabant　295-296
広場恐怖症　175-176

ふ

副腎皮質刺激ホルモン放出ホルモン(CRH)
　遺伝子，早期のストレス　173-174
腹側被蓋野，扁桃体からのドーパミン遊離　283-284
腹内側前頭前皮質，躁病症状　123-124
物質使用障害
　注意欠如・多動性障害　243-244
　治療の優先順位　281-282
物質乱用，外傷後ストレス障害との併存　181-182
ブプレノルフィン，オピオイド依存　299-301
不眠
　関連する脳部位　201-202
　トラゾドン　213-214
　不安障害患者の治療　215-216
プレガバリン　193-194, 197-198, 203-204
プロプラノロール，外傷後ストレス障害　177-178
プロラクチン分泌　49-50

へ

閉経期におけるうつ病　87-88
ペルフェナジン　49-50, 67-68
片頭痛，小児，トピラマート　143-144
扁桃体
　外傷後ストレス障害，再体験　159-160
　自殺傾向　81-82
　ドーパミン遊離　277-278, 283-284

ほ

報酬回路　283-284
傍小脳脚核，呼吸困難　151-152
ホメオスタティック駆動力　225-226

ま・み

マリファナ乱用，rimonabant　295-296

ミトコンドリア，機能障害　121-122
ミルタザピン
　CYP450酵素への作用　99-100
　体重増加　89-90
ミルナシプラン　197-198

む・め

無関心，選択的セロトニン再取り込み阻害
　薬　113-114
ムスカリン1アンタゴニスト，錐体外路系
　副作用の軽減　59-60

メチレンテトラヒドロ葉酸還元酵素
　(MTHFR)遺伝子，うつ病　115-116
メマンチン　263-264, 271-272
メラトニン　31-32, 217-218, 229-230

も

モダフィニル，bupropionとの併用，うつ
　病　103-104
モノアミン合成，L-methylfolate　101-
　102
モノアミン酸化酵素(MAO)阻害薬
　高チラミン食　93-94
　併用禁忌　205-206
　モノアミン投射，躁病症状　123-124

や・ゆ・よ

薬剤耐性　213-214
薬物の吸収困難，統合失調症　63-64
薬物の「持ち越し」　211-212

憂慮
　関連遺伝子　165-166
　呼吸困難　151-152

抑うつ-実行機能障害　269-270

ら・り・れ

ラモトリギン　127-128, 129-130, 137-
　138
　グルタミン酸遊離抑制　131-132

リスクを下げた飲酒　297-298
リスペリドン　63-64, 65-66
　――の変更，交差増量　69-70
　青年期患者の治療用量　71-72
リチウム　143-144
　――中毒　141-142
　抗酸化物質の濃度上昇　121-122
　妊婦禁忌　125-126
リバスチグミン　261-262, 271-272

レセルピン　75-76

欧　文

βアドレナリン阻害薬，外傷後ストレス障害の先制的治療　177-178
βアミロイド，アルツハイマー病　273-274
μオピオイド受容体，naltrexoneによる阻害　289-292

agomelatine　229-230
asenapine　63-64, 77-78

benztropine　75-76
bupropion
　モダフィニルとの併用，うつ病　103-104
　phenelzineとの併用禁忌　287-288
buspirone　171-172

COMT遺伝子　101-102, 115-116, 165-166
　うつ病　115-116
　憂慮，不安障害　165-166
CYP450酵素，ミルタザピンの影響　99-100
CYP450 1A2
　喫煙の影響　137-138
　フルボキサミンの影響　97-98
CYP450 2D6，パロキセチンの影響　155-156

desvenlafaxine，うつ病に伴う血管運動性症状の治療　87-88
doxepin，高用量投与　219-220

fluoxetine　103-104, 107-108

Gタンパク質結合型伝達系　25-26
GABA$_A$受容体
　睡眠周期障害　209-210
　パニック発作　163-164

iloperidone
　起立性低血圧の予防　55-56
　体重変化と代謝特性　77-78

lisdexamfetamine，注意欠如・多動性障害の成人　253-254
L-methylfolate(MTHF)
　アルツハイマー病　265-266
　抗うつ薬の治療効果増強作用　101-102
lurasidone　77-78

meperidine，併用禁忌　205-206

N-メチル-D-アスパラギン酸(NMDA)
　アルツハイマー病の治療　263-264
　――受容体の活性化　35-36
naltrexone
　アルコール依存症　291-292
　作用機序　289-290

rimonabant　295-296

Stroop課題，選択的注意の検査　239-240

tranylcypromine，高チラミン食　93-94

venlafaxine　95-96

ziprasidone　65-66, 139-140, 145-146

ストール先生からの挑戦状！
精神薬理学 Q&A　　　　　定価：本体 4,600 円 + 税
2014 年 1 月 30 日発行　第 1 版第 1 刷©

著　者　スティーヴン M. ストール

監訳者　仙波　純一
　　　　せんば　じゅんいち

発行者　株式会社 メディカル・サイエンス・インターナショナル
　　　　代表取締役　若松　博
　　　　東京都文京区本郷 1-28-36
　　　　郵便番号 113-0033　電話 (03) 5804-6050
　　　　印刷：日本制作センター／表紙デザイン：岩崎邦好デザイン事務所

ISBN 978-4-89592-760-4 C3047

本書の複製権・翻訳権・上映権・譲渡権・公衆送信権（送信可能化権を含む）は，㈱メディカル・サイエンス・インターナショナルが保有します。
本書を無断で複製する行為（複写，スキャン，デジタルデータ化など）は，「私的使用のための複製」など著作権法上の限られた例外を除き禁じられています。大学，病院，診療所，企業などにおいて，業務上使用する目的（診療，研究活動を含む）で上記の行為を行うことは，その使用範囲が内部的であっても，私的使用には該当せず，違法です。また私的使用に該当する場合であっても，代行業者等の第三者に依頼して上記の行為を行うことは違法となります。

|JCOPY|〈㈳出版者著作権管理機構 委託出版物〉
本書の無断複写は著作権法上での例外を除き禁じられています。
複写される場合は，そのつど事前に，㈳出版者著作権管理機構
（電話 03-3513-6969，FAX 03-3513-6979，info@jcopy.or.jp）の許諾を得てください。